Laparoscopic Operations for Colorectal Neoplasms

腹腔镜结直肠

肿瘤手术学

主 编　池　畔　李国新　杜晓辉

副主编（按姓氏笔画排序）
　　王亚楠　宁　宁　余　江　陈致奋　林惠铭　官国先

编　委（按姓氏笔画排序）

王亚楠　南方医科大学南方医院普通外科
邓海军　南方医科大学南方医院普通外科
卢星榕　福建医科大学附属协和医院结直肠外科
宁　宁　中国人民解放军总医院普通外科
刘　星　福建医科大学附属协和医院结直肠外科
池　畔　福建医科大学附属协和医院结直肠外科
孙艳武　福建医科大学附属协和医院结直肠外科
杜晓辉　中国人民解放军总医院普通外科
李松岩　中国人民解放军总医院普通外科
李国新　南方医科大学南方医院普通外科
余　江　南方医科大学南方医院普通外科
沈　笛　中国人民解放军总医院普通外科
张　策　南方医科大学南方医院普通外科

陈致奋　福建医科大学附属协和医院结直肠外科
林惠铭　福建医科大学附属协和医院结直肠外科
官国先　福建医科大学附属协和医院结直肠外科
赵允杉　中国人民解放军总医院普通外科
赵丽瑛　南方医科大学南方医院普通外科
胡彦锋　南方医科大学南方医院普通外科
徐宗斌　福建医科大学附属协和医院结直肠外科
黄　颖　福建医科大学附属协和医院结直肠外科
黄胜辉　福建医科大学附属协和医院结直肠外科
葛军娜　南方医科大学南方医院普通外科
蒋伟忠　福建医科大学附属协和医院结直肠外科
蓝孝亮　南方医科大学南方医院普通外科
薛　琪　南方医科大学南方医院普通外科

人民卫生出版社

图书在版编目（CIP）数据

腹腔镜结直肠肿瘤手术学/池畔，李国新，杜晓辉
主编. —北京：人民卫生出版社，2013.3
ISBN 978-7-117-16867-0

Ⅰ.①腹…　Ⅱ.①池…②李…③杜…　Ⅲ.①腹腔镜检-
结肠疾病-肠肿瘤-外科手术②腹腔镜检-直肠肿瘤-外科
手术　Ⅳ.①R656.9②R657.1

中国版本图书馆 CIP 数据核字（2013）第 025432 号

人卫社官网	www.pmph.com	出版物查询，在线购书
人卫医学网	www.ipmph.com	医学考试辅导，医学数据库服务，医学教育资源，大众健康资讯

腹腔镜结直肠肿瘤手术学

主　　编：池畔　李国新　杜晓辉
出版发行：人民卫生出版社（中继线 010-59780011）
地　　址：北京市朝阳区潘家园南里 19 号
邮　　编：100021
E－mail：pmph @ pmph. com
购书热线：010-67605754　010-65264830
　　　　　010-59787586　010-59787592
印　　刷：北京顶佳世纪印刷有限公司
经　　销：新华书店
开　　本：889×1194　1/16　　印张：9
字　　数：291 千字
版　　次：2013 年 3 月第 1 版　　2021 年 1 月第 1 版第 8 次印刷
标准书号：ISBN 978-7-117-16867-0/R·16868
定价（含光盘）：118.00 元

打击盗版举报电话：010-59787491　E-mail：WQ @ pmph.com
（凡属印装质量问题请与本社销售中心联系退换）

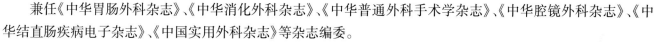

池畔简介

池畔　福建医科大学附属协和医院普通外科兼结直肠外科主任,教授,博士生导师。

主要学术兼职:

IASGO(国际外科、消化及肿瘤医师)协会委员

美国胃肠与内镜外科医师学会(SAGES)委员

大中华腹腔镜结直肠外科学院顾问教授

中华医学会外科学分会结直肠肛门外科学组委员

中国抗癌协会大肠癌专业委员会腹腔镜外科学组副组长

中华医学会肿瘤学分会结直肠学组委员

中国医师协会外科医师分会微创外科专业委员会委员

卫生部医政司普通外科内镜诊疗专家组委员

福建省外科学会副主任委员

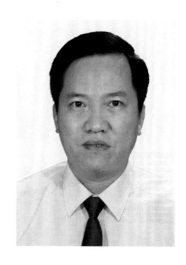

兼任《中华胃肠外科杂志》、《中华消化外科杂志》、《中华普通外科手术学杂志》、《中华腔镜外科杂志》、《中华结直肠疾病电子杂志》、《中国实用外科杂志》等杂志编委。

池畔教授自1993年开始从事结直肠外科的临床研究。2000年开始腹腔镜直肠癌手术与预后的研究,属国内最早开展该术式的医师之一,已行2000余例。在国内首先开展腹腔镜下根治性右半结肠切除术(D3、CME)及腹腔镜下经盆腔入路括约肌间超低位直肠前切除术,这两个术式属该领域难度最大的手术;在国际上首创腹腔镜下骶前隧道式分离法行全直肠系膜切除治疗低位直肠癌,使术中直肠系膜不易破损,可予完整切除,并最大限度保存盆神经功能,取得了良好疗效。在国际上首先开展"腹腔镜经盆入路直肠癌柱状切除术",术中不用翻转体位、盆底缺损用异体脱细胞真皮基质补片修复,将这一巨创、繁杂的手术微创化且肿瘤学效果良好。近三年先后应邀在中国最大的两所医院,即四川大学华西医院与中国医科大学附属盛京医院,以及上海交通大学医学院附属仁济医院、华中科技大学同济医学院附属协和医院、南方医科大学南方医院等23所知名医院举办的全国与国际会议上现场手术演示"腹腔镜结直肠根治术"与专题报告。近10年撰写论文近百篇,获省部级科技二等奖与三等奖各一项、国家发明专利一项。

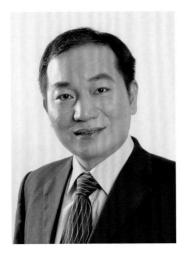

李国新　南方医科大学南方医院普通外科主任,教授、主任医师、博士生导师,南方医科大学微创外科解剖学研究所副所长。

主要学术兼职:

AETF(亚洲内镜外科推广联盟)讲师团讲师

国际外科、消化及肿瘤医师(IASGO)协会中国分会副主席

ELSA(亚太内镜与腹腔镜外科学会)会员

亚太胃癌咨询委员会(GAB)常委

大中华腹腔镜结直肠外科学院顾问教授

中国抗癌学会胃癌专业委员会常委兼微创学组副组长

中国医师协会微创外科医师专业委员会常委

广东省医学会胃肠外科分会副主任委员

广东省医学会微创外科分会常委兼普通外科学组组长

广东省医学会结直肠肛门外科分会常委

广东省抗癌学会大肠癌专业委员会常委

广东省抗癌协会胃癌专业委员会常委

全国统编教材《外科学》(临床药理学五年制)编委,《中华胃肠外科杂志》、《中华消化外科杂志》、《腹腔镜外科杂志》、《中国结直肠肛门外科杂志》、《中华腹腔镜外科杂志(电子版)》、《消化肿瘤杂志(电子版)》等期刊编委,EJSO 和《中华外科杂志》审稿人。参编专著三部。

10 余年来,专攻腹腔镜微创胃肠外科,师从临床解剖学家、中国工程院院士钟世镇教授,对腹腔镜外科应用解剖学有较深入研究,带领南方医科大学南方医院微创外科团队,将独特的解剖学理论和娴熟的腹腔镜技术完美结合,使腹腔镜微创外科手术升华至艺术境界。曾多次赴欧、美、日、韩等微创外科发达的地区访问交流,获邀担任 16、18 届 EAES(欧洲内镜外科学会)年会共同主席,100 余次应邀在国内外学术会议演讲或表演手术,得到学术界广泛认同。牵头成立了中国南方腹腔镜结直肠外科多中心研究组和中国腹腔镜胃癌外科多中心研究组(CLASS group),卓有成效地开展了我国腹腔镜胃肠外科循证医学研究。创建了南方医科大学微创外科解剖学研究所、强生——南方微创外科培训中心、泰科——南方微创外科学术中心、中华医学会外科分会腔镜学组培训基地、全国胃肠肿瘤多学科综合治疗(MDT)学习中心和中国医师协会外科分会全国手术演示基地。以"悟微创解剖真谛、颂腔镜外科艺术"为理念,连年举办国家继续教育项目"腹腔镜胃肠外科基础与临床学习班",为全国各地(包括香港)及亚洲、非洲培训了成百上千名学员。培养博士、硕士研究生多名,发表学术论文 80 余篇,其中 SCI 8 篇,承担国家及省部级课题 8 项,参获军队医疗成果二等奖一项。

杜晓辉简介

杜晓辉　主任医师、教授,医学博士,硕士生导师。中国人民解放军总医院普通外科副主任兼海南分院普通外科主任。

学术任职:

IASGO(国际外科、消化及肿瘤医师)协会中国腹腔镜分会委员

全军普通外科学专业委员会常务委员兼微创外科学组副组长

军队结直肠病学专业委员会手术学组副组长

中华医学会外科学分会中青年委员会委员

中华医学会肿瘤学分会结直肠学组委员

中国医师协会微创外科医师委员会中青年委员

中国医师协会机器人外科医师委员会委员

中国抗癌协会大肠癌专委会腹腔镜学组委员

兼任《中华胃肠外科杂志》、《中国实用外科杂志》编委。

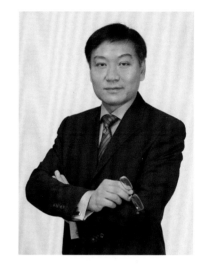

2004年赴香港基督教联合医院参加"亚洲高级腹腔镜培训课程",系统学习腹腔镜结直肠手术技术。2009年赴香港威尔斯亲王医院参加达芬奇机器人操作认证证书培训,并成为大陆第一个获得认证证书的普通外科医师,率先开展了国内第一例达芬奇机器人低位直肠癌根治术(中央电视台新闻报道)、第一例达芬奇机器人胃癌根治术、第一例胃类癌及贲门间质瘤局部切除术等,率先探讨了机器人技术在胃肠外科领域中的应用。作为核心成员参加了中国腹腔镜胃癌外科多中心研究组(CLASS group)的研究工作,在北方地区较早开展了腹腔镜胃肠外科循证医学研究。创建了中国人民解放军总医院普通外科微创外科培训中心,已培养了来自全国的200余名学员,已带教研究生18名。

第一作者先后承担包括国家自然基金、军队"十五"重点课题及军队"十一五"科技攻关课题等共8项科研课题;2006年入选"北京市科技新星计划",2010年荣获"总后科技新星"称号。获军队医疗成果奖及科技进步奖4项。发表论文80余篇,SCI收录7篇,参编专著2部。先后荣立三等功4次。

序

"能用众力,则无敌于天下矣;能用众智,则无畏于圣人矣"。我有幸收到由池畔、李国新、杜晓辉三位教授,统领我国肠癌专业和腹腔镜外科知名专家学者,将他们精心钻研,治病救人,奋力攻关的珍贵经验,熔铸而成的《腹腔镜结直肠肿瘤手术学》书稿。

"物情无巨细,自适固其常"。面对结直肠肿瘤,哪一种手术方式较合适?在传统外科手术基础上,开展腹腔镜微创手术治疗,池畔教授是值得佩服的敢于第一次吃螃蟹的人。他在国际上,首先开展了"腹腔镜经盆入路直肠癌柱状切除术"。李国新教授在筋膜间隙研究基础上,以"悟微创解剖真谛、颂腔镜外科艺术"为理念,不仅取得理论性创新,还连年举办"腹腔镜胃肠外科基础与临床学习班",示范了高超精湛的操作技巧,培训了满园桃李。杜晓辉教授在境外学成机器人操作术归来后,成为大陆第一个获得认证证书的普通外科医师,率先开展了国内第一例达芬奇机器人低位直肠癌根治术。"万人操弓,共射一招,招无不中",这部专著充分体现了学术带头人们,率领着我国新一代精英们,集中目标,务必中的。

"布帘卖酒齐夸好,甜辣还须到口尝"。作为临床应用解剖学工作者,我品赏到了专著中,把胚胎发育有关系膜、筋膜、间隙等,与手术操作平面密切结合后的美味。未曾想到,古老的形态学基础结构,在外科学家们的手中,可以炉火纯青地达到"庖丁解牛"境地:目无全牛、运用自如、游刃有余、得心应手。

"试玉要烧三日满,辨材须待七年期"。结直肠肿瘤手术治疗,发展到高级腹腔镜新阶段,能否得到循证医学支持,正面临验证。腹腔镜结肠癌手术的安全性、有效性,已经有较充分的反馈资料在证实。但是难度更大,期望值更高,微创效益很强的腹腔镜直肠癌手术,尚有待高级别、多中心、大样本、随机的、对照性研究结果。期望《腹腔镜结直肠肿瘤手术学》的学者们,众志成城,"操千曲而后晓声,观千剑而后识器",边耕耘播种,边深入钻研。努力实践转化医学理念,用临床与基础双向转化提升新成果,建立一座结直肠肿瘤手术治疗新里程碑。

中国工程院资深院士
南方医科大学临床解剖研究所教授　　锺世镇

2012 年 10 月于广州

前　言

　　结直肠手术学是一门历史悠久的临床治疗学科,应用腹腔镜微创手术治疗结直肠肿瘤在国际上已有 20 余年之久。近 10 年,该技术在我国逐步普及到三级甲等医院,其在结直肠癌的远期疗效已被大多数结直肠专科及肿瘤专科医师所接受。

　　虽然腹腔镜结肠癌根治术已被 NCCN 指南认可应用于治疗结肠癌,然而直肠癌仍列为临床研究项目,其重要原因是腹腔镜下直肠癌根治术受诸多因素影响,其手术难度远大于传统开放手术,其远期疗效明显受术者技术水平影响。笔者通过与国内众多高年资医师的视频交流中发现,虽然他们在理论上都知道结直肠手术治疗的规范,但在实际手术操作中确实难以做到,其原因很多,最重要的是尚未掌握在腹腔镜下如何显露解剖,辨认正确的手术平面。笔者经过 10 余年的探索,总结了一套独特的手术操作技巧,愿意将其总结与贡献给同道们分享,以期让更多的患者受益。

　　目前,国内外有关腹腔镜结直肠手术学的专著较少,且多为标清图像或单纯的线条图,而本书以高年资医师为对象,并仅以腹腔镜结直肠癌根治术为主题,力求以高清图像及同时与线条图对照显示手术步骤表现笔者及助手独特的手术技巧;对每一手术可能产生的并发症如何防治给予指导,并及时反映当前的手术技术与新进展,如结肠癌的 CME 手术、直肠癌经腹柱状切除(或称肛提肌外切除)、机器人辅助下的直肠癌根治术等。

　　值本书出版之际,谨向参与本书编写的各位同仁致谢,感谢他们克服种种困难,在繁忙的医教研工作中为本书执笔,感谢钟世镇院士在百忙中为本书写序。

　　虽然我们尽力编写,仍难免有错误,恳请广大读者批评指正。

　　腹腔镜外科操作不仅仅是一项技术,更重要的它是一门艺术,要成为一名优秀的腹腔镜外科医师,要有钢铁般坚强的意志不断学习才能掌握并保证患者有良好的手术预后。祝愿有志于该事业的同道们早日成为优秀的腹腔镜结直肠外科医师。

池畔　李国新　杜晓辉

2012 年 9 月

目　录

第一章

手术设备与器械

第一节 一般腹腔镜手术设备与器械

一、气腹设备

腹腔镜手术除了助手良好地暴露外,CO_2气腹也非常重要。CO_2为惰性气体,不能燃烧,应用CO_2气腹可以制造良好的手术空间,便于暴露手术视野及操作。目前临床常用的气腹机(图1-1)为全自动气腹机,可以显示气体注入腹腔的速度、容积,在压力过高时报警。在气腹压力低于设定腹腔压力时,气腹机自动充气,维持压力。

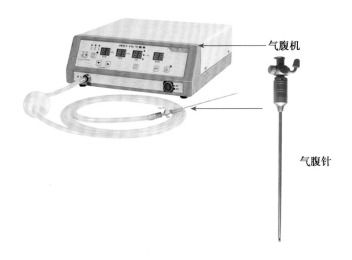

气腹机

气腹针

图1-1 气腹机及气腹针

气腹针(图1-1),又称 Veress 针,针的前端装有弹性压入的钝头,中空且有侧孔,一旦穿破腹膜,钝头先于针尖进入腹腔,以免伤及腹腔内脏器。

二、光学系统

电视腹腔镜系统,由腹腔镜镜头、光导纤维、信号转换器、监视器、电视成像及摄像系统、光源等构成。

1. 摄像头 随着摄像技术的进步,摄像镜头由标清变为高清,提供给术者更加清晰的术野和更好的视觉享受,镜头的发展对于腹腔镜手术有着重要的促进作用。摄像头通过光导纤维与信号转换器连接。注意光导纤维在使用时勿折成锐角,以免断裂,影响图像传输。摄像头带焦距调节功能,可以调整焦距使图像更加清晰,并可调整图像画面,使图像成全屏或半屏显示。有些一体化腹腔镜的镜头具备自动对焦功能,更加便于操作。目前临床常用的腹腔镜为硬质腹腔镜,外径为5mm 或10mm,长度多为300~335mm。依视角不同,可分为0°、15°、25°、30°、45°角镜(图1-2)。结直肠外科常用的镜头前端的物镜多用30°镜,便于转动镜体观察脏器的侧方。镜头具有防水的功能,可浸泡消毒。镜视深度为 10~100mm,最佳距离为 10~50mm。光源多为冷光源。

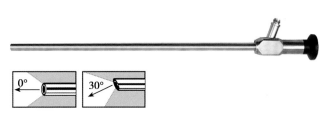

0°　　30°

图1-2 腹腔镜镜头,头端有0°及30°等不同视角

2. 信号转换器 将摄像头输入的电信号转换成彩色视频信号,输出到监视器或录像机中。有的信号转换器配备超视频输出端口,可以使图像色彩更加逼真。有的信号转换器有色彩调谐和增强功能,术前需要对白以达到理想的色彩效果。

3. 监视器 接受摄像头和信号转换器输入的信号,将术野图像显示在监视器上,便于术者根据图像进行手术操作,随着高清镜头的普及,腹腔镜手术要求监视器有较高的分辨率。放置高度可与术者视平线平行或略低,以减少视觉疲劳。

4. 录像系统 为保存手术资料,以便于学习或交流,可以应用信号转换器的接口直接录制,国内目前也有很多手术录像工作站系统,对于视频的采集、剪切提供专业的软件支持。

三、冲洗及吸引系统

常用的冲洗、吸引器多连接于手术室中的吸引系统,外接无菌生理盐水进行腹腔内冲洗(图1-3)。在腹腔内狭小空间进行操作时,如由于烟雾不能及时排出,影响操作时,也可采用低流量吸引器辅助协助排出烟雾。对于需要大量冲洗的手术部位,可以用冲洗球或大号空针注入 Trocar,再经吸引器吸出,达到彻底冲洗的目的。

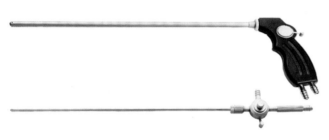

图 1-3 冲洗吸引枪及冲洗吸引器

四、电外科系统

1. 电凝钩(hook) 用于术中解剖分离组织,尾端连接电极导线,切割过程由脚踏开关控制,既可电凝止血,也可切割组织,常用电凝钩为直角或"L",外径5mm。电凝钩绝大部分被绝缘材料包裹,只有直角端少部分裸露,电凝钩在长期使用后,近直角端绝缘层被破坏,应及时更换,以免电凝切割时造成邻近组织损伤(图1-4)。

2. 电铲(spatula electrode)、电棒(button electrode)、电针(needle electrode) 其作用类似电凝钩,均有止血的作用。

3. 超声刀 超声刀(图1-5)在腹腔镜手术中较高频电刀具有明显的优势:①热传导作用小,可以避免热损伤;②产生烟雾小,对手术视野影响小;③直径3mm的血管可以直接切割,止血效果好。

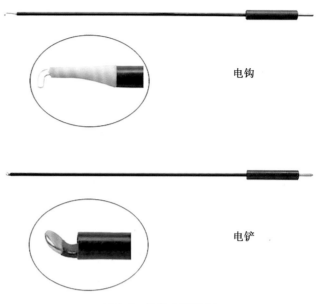

图 1-4 单极电凝设备

电钩

电铲

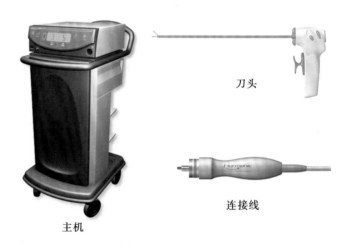

主机

刀头

连接线

图 1-5 超声刀能量平台

(1)切割

1)空洞化切割和分离。当刀尖振动时,它瞬间大量的转换压力使细胞内和细胞的水分在低温蒸发,细胞破裂,产生精确的切割和分离。另外,这些空洞化机械能使水汽蒸发来膨胀组织面,分离组织层面。这种"空洞化"效应既不破坏组织,又提高无血管面的可视度(切割时)。产生空洞化效应(空洞化切割和组织面分离)的方法是,用刀的钝面或分离钩的远端,放在组织上并激活系统,不需要大的压力。

2)是由在 60~100mm 的距离中以每秒55 500次振动的利面刀头提供的真正的"电流切割"。刀缘通过过分伸展组织使其超出弹性限度来切割组织(就像过分拉长橡皮带而使其折断一样),从更微观的角度,如上所述,也就是打断了它的分子键。这种机械切割效应在高蛋白密度的区域更容易进行,如骨胶原或肌肉丰富组织处。相反的,用电刀或激光刀切割时,细胞温度会上升到超过水的沸点,从而导致水分汽化、膨胀并爆破细胞。

同电刀和激光刀相比,超声刀在切割和凝固时减少烟雾的产生,从而使手术时视觉影响减少到最小。尽管有液体的雾化并短暂成雾,它不会聚积起来并明显损害视野,因为这些小液滴会迅速消散。由于没有电流通过患者身体,超声刀还消除了电流对患者和医师的伤害。最后,由于没有通电的刀头不具切割能力,超声刀的钝面还可用来作为钝性分离钳。

(2)凝固/止血:超声凝固血管的手法类同于电刀或激光刀。蛋白变性凝固血管。蛋白变性有不同的方法。电刀和激光刀通过灼烧组织使蛋白变性凝固。电刀运用电流而激光刀运用光能。

超声刀通过对组织施加机械能,使组织产生高频率的振动,其内部细胞相互摩擦产生热量,从而打断蛋白质的叔氢键,使蛋白质变性。当被超声刀的锋利面切割时,大组织会出血,当用刀面对它们施加压力时,不会出血,刀头会短暂地振动一会儿(2~3秒)。目前来说,超声切割在临床可安全运用于5mm血管的切割和凝固,而临床一般用于3mm以下血管的凝固。

4. LigaSure LigaSure 也叫电脑反馈控制双极电刀系统(feedback-controlled bipolar)(图1-6)。LigaSure是对双极电刀系统改进的成果。虽然通过 LigaSure 刀片之间的电压大大低于传统双极电刀的电压,但LigaSure 刀片与组织接触的面积明显大于传统的双极电刀,因此,可以容许更大的电流通过。主机可以通过反馈控制系统感受到刀片之间靶组织的电阻抗,当组织凝固到最佳程度时,系统自动断电。LigaSure 切割闭合系统是应用实时反馈和智能主机技术,输出高频电能,结合电刀片之间的压力,使要切割的血管胶原蛋

白和纤维蛋白溶解变性,血管壁溶合形成一透明带,产生永久性管腔闭合。LigaSure 的优点是:①可闭合直径7mm 以内的血管;②闭合组织中的血管时无需过多分离;③形成的闭合带可以抵御超过三倍正常人体收缩压的压力;④闭合速度较快,无烟雾,不影响手术视野;⑤闭合时无异味、不产生炭化,故闭合后无缝线、钛夹等异物残留;⑥闭合时局部温度不高,热扩散少,热传导距离仅1.5~2mm,对周围组织无损伤。LigaSure 比传统双极电刀的效能更高,大大提高了手术的安全性。

五、腹腔镜手术常用器械

1. 套管穿刺器(Trocar) 由穿刺套管及穿刺针芯组成,规格很多,内径3~33mm 不等,手术常用5mm、10mm、12mm、15mm。长度可有96mm、100mm、120mm不等,长度主要依据患者体型及肥胖程度选择。穿刺器种类很多(图1-7),如活塞型、翻板型、磁球型、磁片型、手动翻板型。穿刺针芯尖端分为圆锥形、三棱形和具有保护装置的针栓。活塞型套管穿刺器,在手术操作过程中器械的进出需一只手按压活塞,给操作者带来很多不便,目前已不再生产。翻板型、磁球型、磁片型、手动翻板型等虽然进出器械方便,但自腹腔内取出组织、小块纱布时易阻挡取出物。圆锥形穿刺针芯穿刺时稍费力,但对腹壁的创伤较小,三棱形针芯穿刺时省力,但对腹壁切割较大,易造成腹壁出血。上述两种针芯不具备保护腹腔内脏器的功能,一次性套管穿刺器穿刺入腹腔后,针芯自动弹回,即使戳到肠壁也不会造成损伤,目前临床常用。

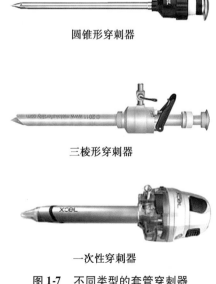

圆锥形穿刺器

三棱形穿刺器

一次性穿刺器

图 1-7 不同类型的套管穿刺器

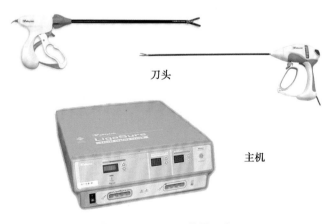

刀头

主机

图 1-6 LigaSure 能量平台

2. 分离钳(dissecting forceps)　分离钳有弯头、直头和直角 3 种,钳杆及柄均为绝缘部分,有的分离钳在尾端带电极接头,可连接电刀线,在进行组织分离的同时,可进行电凝止血。分离钳一般长 330mm,外径 5mm,可 360°旋转。钳柄和钳身可分离(图 1-8,1-9)。

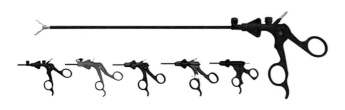

分离钳及抓钳的钳柄

图 1-8　分离钳及抓钳不同类型的钳柄

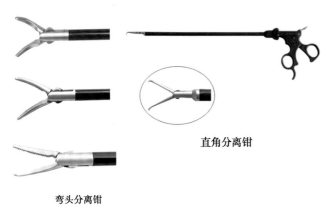

直角分离钳

弯头分离钳

图 1-9　分离钳

3. 抓钳(grasping forceps)　主要有固定、牵引作用,有绝缘层,能进行电凝止血,可 360°旋转,长度一般为 320mm,外径为 5mm 或 10mm,有的抓钳可与带齿轮结构口的手柄连接,可抓持得更加牢固。根据抓钳齿形不同可分为齿形抓钳、锯齿形抓钳及匙形抓钳(图 1-10)。

4. 手术剪(scissors)　手术剪(图 1-11)一般带有绝缘层及电极接头,在剪切组织时可进行止血,外径一般为 5mm,能 360°旋转,手术剪种类繁多,常见的有钩形剪、直头剪、弯头剪等,目前临床常用直头剪。随着电外科设备的发展,手术剪应用的范围越来越小。

5. 施夹器或施夹钳(clip applier)　长约 320mm,外径 5mm 或 10mm,能够 360°旋转,1 次只能夹持 1 个金属夹或可吸收外科夹,夹持端有直型及直角型,夹持部位有沟槽,便于放置金属夹,放置时保持足够力量,原位施夹,避免过度牵拉,引起组织撕裂(图 1-12)。目前已生产出连发钛夹钳,可以连续

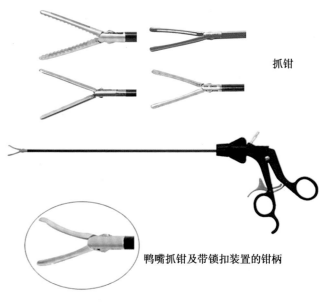

抓钳

鸭嘴抓钳及带锁扣装置的钳柄

图 1-10　抓钳

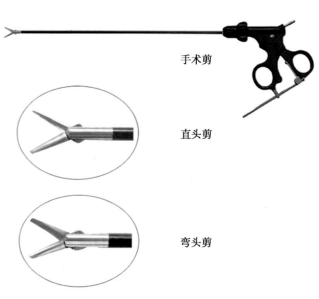

手术剪

直头剪

弯头剪

图 1-11　手术剪

施夹。

6. 转换套管(transitting tube)　在大口径 trocar(如 10mm)应用小口径器械(如 5mm)时,为了适应不同直径的器械操作,避免漏气,需应用转换套管,常用转换套管长 190mm,外径 10mm,允许 5mm 器械通过,套管尾端带有橡皮帽,以防漏气(图 1-13)。

7. 金属夹(metal clip)和可吸收夹(absorbable clip)　目前常用的金属夹多为钛夹,以替代打结,钛夹分为大中小 3 种型号,V 形或 U 形,释放钛夹后两断端应稍超出需结扎组织为宜,以免夹闭不全。临床对于重要的血管或组织多用可吸收夹,夹闭牢固,3 个月后可完全吸收,体内不留异物。可吸收夹大小和型号较

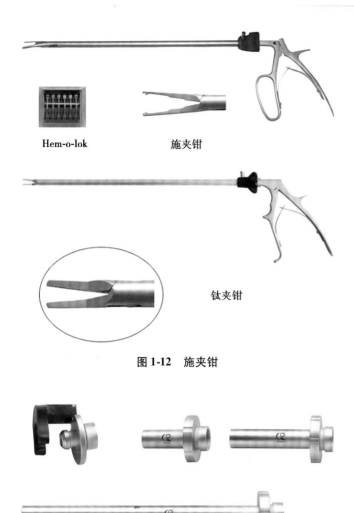

Hem-o-lok　　　　施夹钳

钛夹钳

图 1-12　施夹钳

图 1-13　转换套管

多,以颜色区分,可根据需求选择。

8. 持针器(needle holder)　有直头和弯头两种,长 450mm,外径 5mm,不带绝缘层,在夹持面有小螺纹,手柄有锁扣装置,保证夹持牢固(图 1-14)。

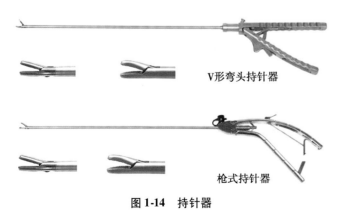

V形弯头持针器

枪式持针器

图 1-14　持针器

9. 推结器(knot guide)　长 330mm,外径 5mm,头端带有细孔,允许 7 号丝线通过,在行缝合结扎

时,可应用推结器将 Roeder 结推至腹腔并扎紧(图 1-15)。

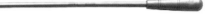

图 1-15　推结器

10. 牵开器(retractor)　在进行较复杂手术时,肠管、大网膜或肝脏等会影响术野显露,牵开器可以协助达到良好的暴露,牵开器的形状有扇形、杠杆式、翼状,外径有 5mm、10mm(图 1-16)。

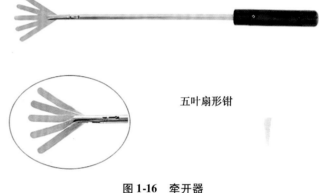

五叶扇形钳

图 1-16　牵开器

11. 圈套器　直径 5mm,在推结塑料棒的头端带有打好结的线圈,无菌包装,经 Trocar 置入腹腔套好需结扎组织后推结套扎。

12. Endo-Stitch 缝合器　针线采用弹夹式,便于安装。穿透厚度为 4.8mm,缝针为双刃、尖锥形,易于穿透组织。外径 10mm,轴长 360mm,针长 9mm。装置的把手处有两个关节杆和两个重装钮,当手柄加压握紧,并于前后方向动关节杆时,可使缝针来回穿行于缝合器的两夹头之间。完全握紧手柄时,夹头合拢,放松时夹头开启。只要改变手柄施压的大小,即可调节夹头间隙的宽度。缝合器伸入套管前,夹头应夹闭,处于中立位。夹头进入腹腔后,关节杆应向前或向后移动,随后手柄放松,夹头则张开,即可缝合组织。当缝针穿过组织后,夹头应回到关闭状态,即中立位。

13. Endo-GIA(腹腔镜切割闭合器)/Echelon 切割闭合器　可打出相互咬合成排的钉子,每侧二二或三三相互错开(图 1-17)。钉高 2.5mm、3.5mm 和 4.8mm 不等,根据组织厚度不同选择合适的钉高。闭合器的规格一般有两种,一种钉仓长 30mm,另一种长 60mm。闭合器自带切割装置,在两排钉子间有刀刃,能同时订合和切割组织。最近厂家研发的闭合器头端可以旋转,能够满足自狭小空间中的特殊切割需求。

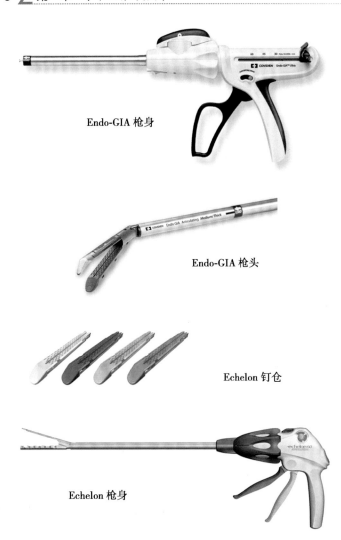

Endo-GIA 枪身

Endo-GIA 枪头

Echelon 钉仓

Echelon 枪身

图 1-17 腔镜下切割闭合器

14. Endo Path Stealth(腹腔镜圆形吻合器) 用于空腔脏器间的吻合。钉砧外径一般有 21mm、25mm、28mm、31mm、33mm 等多种规格可供选择,需配合使用圆形吻合器附件,包括腔内荷包缝合钳、腔内钉砧把持钳等。

15. Endo Babcock(巴氏钳) 为 10mm 器械,是一种无创抓钳,可以用于抓持胃、阑尾、大肠、子宫附件等组织结构,器械杆可以 180°旋转,黑色器械杆可以减少反光,提高可视性,钳口长 44mm,最大可张开 34mm(图 1-18)。它有棘齿装置,可防倒转、维持持续性钳夹。

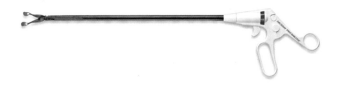

图 1-18 Endo Babcock 钳

第二节 机器人手术系统相关知识

一、医用机器人系统的发展简史

20 世纪医学科学对人类文明的重要贡献之一是微创外科的形成与发展,腔镜技术是其典型代表。这种手术与传统的打开式手术相比,具有创伤、瘢痕小,恢复快等特点。但以目前的实践经验来看,腔镜技术也存在着一些缺陷,主要表现为协调性和灵活性较差,精细解剖困难,很难完成准确、安全的特殊操作,器械操作难度大,不能满足目前临床治疗的需要。近年来,在微创外科的理念和现代高科技推动下,出现了腔镜技术和尖端的自动控制、网络通信和计算机技术相结合,而创造出机器人外科的全新微创外科新时代。

医疗外科机器人系统的研究和开发引起了西方许多发达国家如美国、意大利、日本等国政府和学术界的极大关注,并投入了大量的人力和财力。1994年美国的 Computer Motion 公司研制了第一台协助微创手术的内镜自动定位系统,取名伊索(Aesop)。虽然该系统只是一只"扶镜"的电子机械手,却迈出了机器人手术系统研制的关键一步。在手术机器人系统方面取得突破性进展的应首推美国的 Intuitive Surgical 公司。1999 年 1 月由 Intuitive Surgical 公司制造的"达芬奇"(da Vinci)机器人手术系统获得欧洲 CE 市场认证,标志着世界第一台真正的手术机器人的诞生;2000年 7 月 11 日通过了美国 FDA 市场认证后,"达芬奇"成为世界上首套可以正式在手术室中使用的机器人手术系统,并主要用于腹腔手术中。截至 2012 年 6 月 30日,da Vinci 系统在全球共装机 2341 台(图 1-19)。截至 2012 年 12 月 31 日,在中国内地和香港及台湾地区总数 36 台,其中香港地区 7 台,内地 15 台,台湾地区 14 台。

二、机器人手术系统组成

达芬奇手术机器人包括三个系统:医师操作系统(surgeon console)、床旁机械臂手术系统(patient cart)、视频成像系统(vision cart)。三部分组件在手术室内通过特定的数据传输光缆连接成一体,完成手术功能的实现。术者于控制台利用控制手柄(master controller)控制机械臂和三维内镜(3D endoscope)而完成手

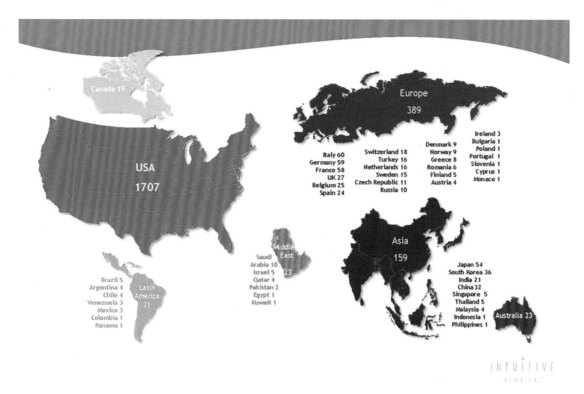

图 1-19　达芬奇机器人手术系统在全球的装机情况（截至 2012 年 6 月 30 日）

术。术者控制台的顶端为三维观测窗口（stereo vie-wer），三维观测窗口可按比例完全再现内镜所在的人体组织内部结构，从而实现与开放式手术相同的手术视野效果（图 1-20）。

da Vinci S 全机器人手术系统的床旁机械臂车由镜头臂及三个器械臂组成。床旁机械臂车上所使用的器械为具有"腕状"（EndoWrist）结构的特制器械。器械头部的直径为 5～8mm，可通过钥匙孔大小的切口进入人体组织，从而实现微创。手术过程中，术者远离患者，通过控制台控制床旁机械臂，术者在操控台上的动作与传统的操作完全一样，特制的器械可完全复制人手的各种精细动作。

三、机器人手术系统操作特点及优势

机器人手术系统操作特点：①高清三维立体视野（分辨率 1080i），可以使术野放大 10～15 倍；②高度的精确性，高度的灵活性，良好的可操控性，动作比例可以按照比例缩小；③自动滤除震颤，并超越人手的极限；腕部可自由活动的 EndoWrist 仿真手腕器械，拥有 7 个自由度，可完全模仿人手腕的动作（图 1-21）；④常规器械头部的长度只有 1～3cm 长，在狭窄的解剖环境中尤其达到比人手更灵活的效果；⑤与开放手术完全相同的操作习惯，学习曲线短，容易上手，术者自行控制，配合要求低（图 1-22，1-23）。

机器人手术系统具备明显的技术优势：①高分辨率的三维图像处理设备，超越了人眼的极限，有利于术者清晰地进行组织辨认和操作；②系统末端手术器械上的仿真手腕具有多个活动自由度，比人手更加灵活，保证在狭小空间准确操作；③在术中可自动滤除人手的颤动，提高了手术的精度；④术者可采取坐姿进行系统操作，利于完成长时间复杂的手术；⑤扩大手术患者适用范围，由于创伤小，可使患者年龄范围扩大并用于某些危重患者，同时使一日手术成为可能，从而提高病床周转率。达芬奇机器人手术系统的临床应用被认为是外科发展史上的又一次革命，有学者认为这预示着第三代外科手术时代的来临。

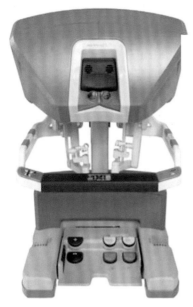
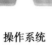
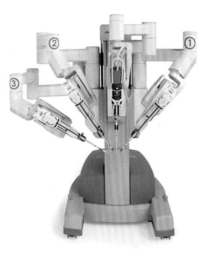
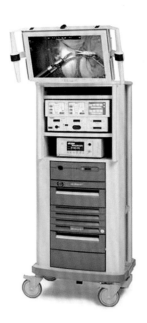

操作系统　　　　　　　　　床旁机械臂系统　　　　　　　成像系统

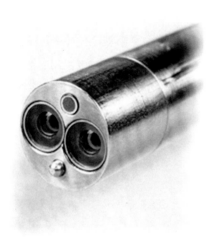

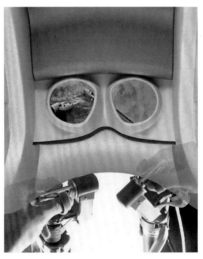

三维立体腔镜镜头　　　　　　　　三维观测窗口

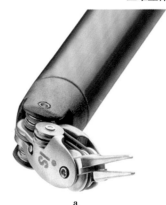
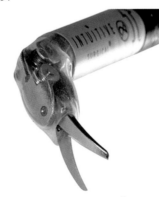
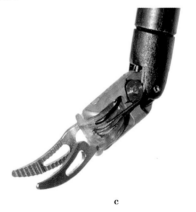

a　　　　　　　　　　　　　b　　　　　　　　　　　　　c

部分腕状(EndoWrist)结构特制器械(a.持针器;b.单极电剪;c.双极电凝抓钳)

图1-20　达芬奇手术机器人系统的组成

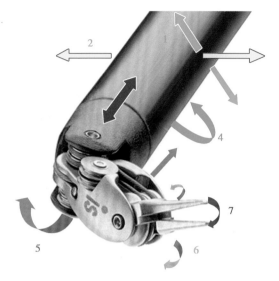

图 1-21 达芬奇机器人机械臂活动度示意图

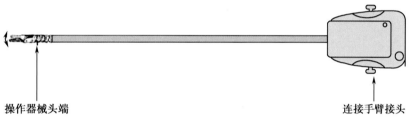

操作器械头端

连接手臂接头

图 1-22 手术机械臂示意图

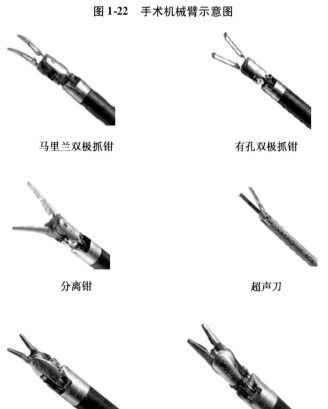

马里兰双极抓钳　　　　　　　　有孔双极抓钳

分离钳　　　　　　　　　　　超声刀

大号持针器　　　　　　　　　超大号持针器

图 1-23 达芬奇手术机器人系统专用器械

四、机器人手术临床开展现状

心脏外科	乳内动脉游离术、(单、多支)心脏停搏搭桥、(单、多支)心脏不停搏搭桥手术、主动脉瓣切除术、二尖瓣成形、二尖瓣置换、房间隔缺损、心房黏液瘤、三尖瓣成形等
胸外科	肺叶切除术、食管膈肌疝修补术、食管切除、胸腺切除、纵隔肿瘤切除、肺大疱切除、食管反流手术等
肝胆外科	胆囊切除、胆道探查、胆肠吻合、肝部分切除(活体肝切除术)、后躯干迷走神经切断术、(左、右)半肝切除、胃胰十二指肠切除、胆胰分流术、胰腺远端切除术、胰腺切除术等
胃肠外科	阑尾切除术、膈肌疝修复术、切开疝修复、腹股沟疝修复 Heller 肌切开术、胃底折叠术、胃切除、脾切除、十二指肠息肉切除术、(左、右)结肠手术、乙状结肠切除术、小肠切除术、低位直肠切除术、直肠肿瘤切除手术、直肠固定术等
普通外科	阑尾切除术、腋淋巴结切除术、粘连分离术、乳房切开术、乳房成形术、腹部成形术等
泌尿外科	肾切除(包括活体肾切除)、半肾切除、肾上腺切除、肾盂成形术、输尿管成形(吻合)术、膀胱膨出修复术、直肠膨出修复术、根治性膀胱切除术、前列腺切除手术(淋巴结清扫)
妇科	全子宫切除术(良、恶性)子宫肌瘤手术、卵巢切除、输卵管成形手术、盆底成形(重建)手术等
血管外科	腹主动脉瘤修复术、下腔静脉瘤切除术、髂股血管搭桥术、股腘动脉搭桥移植术、脾动脉血管瘤切除术、腹主双股动脉分流术、动静脉瘘修复术等
小儿外科	阑尾手术、胆囊手术、胆管成形手术、结肠切开术、远端胃切除术、肝门肠吻合术、胃底折叠术、脾切除术、肾盂成形术、肾上腺切除术、肾切除术、部分肾切除术、膀胱切除手术、心脏动脉导管未闭手术、纵隔肿瘤切除术等
耳鼻喉科	甲状腺切除术、会厌切除术、扁桃体切除术、喉镜检查、声门上部分喉切除术等
其他	腰交感神经切除术、前路脊椎融合术

五、三代外科手术技术特点的比较

	传统开放手术	腹腔镜手术	da Vinci 机器人手术
眼手协调	自然的眼手协调	眼手协调降低,视觉范围和操作器械的手不在同一个方向	图像和控制手柄在同一个方向,符合自然的眼手协调
手术控制	术者直接控制手术野,但不精细,有时受限制	术者须和持镜的助手配合,才能看到自己想看的视野	术者自行调整镜头,直接看到想看的视野
成像技术	直视三维立体图像,但细微结构难以看清	二维平面图像,分辨率不够高,图像易失真	直视三维立体高清图像,放大 10～15 倍,比人眼更清晰
灵活性和精准程度	用手指和手腕控制器械,直观、灵活,但有时达不到理想的精度	器械只有 4 个自由度,不如人手灵活、精确	仿真手腕器械有 7 个自由度,比人手更灵活、准确
器械控制	直观的同向控制	套管逆转器械的动作,医师需反向操作器械	器械完全模仿术者的动作,直观的同向控制
稳定性	人手存在自然的颤抖	套管通过器械放大了人手的震颤	控制器自动滤除震颤,使得器械比人手稳定
创伤性	创伤较大,术后恢复慢	微创,术后恢复较快	微创,术后恢复较快
安全性	常规的手术风险	常规的手术风险外,存在一些机械故障的可能	常规的手术风险外,死机等机械故障的几率大于腔镜手术系统
术者姿势	术者站立完成手术	术者站立完成手术	术者采取坐姿,利于完成长时间、复杂的手术

六、机器人直肠手术常用器械

套管穿刺器:达芬奇机器人手术系统所用套管穿刺器为专用,规格分为 5mm、8mm 和 12mm 等。套管穿刺器材质为金属,内芯棱形。

（杜晓辉）

第二章

围手术期处理

一、术 前 准 备

1. 心理准备 对于患者来说,手术既能解除病痛,也能带来极大的心理刺激。由于对腹腔镜胃肠手术不了解,术前患者及家属对手术会产生恐惧、焦虑、紧张等心理状态。术前应加强心理调整,给患者及家属详细讲解手术的目的、必要性、方法、腹腔镜手术的优点、麻醉及手术对机体的影响,以及如何正确对待术中术后可能出现的问题。使患者心理上有充分的准备,如果术前焦虑明显,可适当给予镇静剂,以保证充足的睡眠。

2. 全身准备 手术时创伤性的治疗手段,要使机体从组织创伤到组织愈合需要足够的营养,术前对于有贫血、低蛋白血症的患者,对手术及麻醉的耐受力较差,术中、术后易发生并发症,术前必须予以纠正。贫血患者除对病因进行治疗外还可适当输血治疗,使血红蛋白提高到 90~100g/L。低蛋白血症患者可用白蛋白,使血浆总蛋白提高到 50g/L,以提高对手术的耐受力。

3. 术前禁食 腹腔镜手术术前 12 小时禁食,4~6 小时禁水。术前 30 分钟~1 小时放置胃管,行胃肠减压,排空胃内容物,可防止因麻醉或手术过程的呕吐而引起窒息或吸入性肺炎。患者术前应行肠道准备,对于结肠梗阻患者,可选择清洁灌肠。

4. 术前检查 术前检查要充分,术前对于病情要有充分的了解和评估,术前组织手术相关人员进行讨论,提出手术中可能会遇到的情况及处理方法。对于结直肠肿瘤,如果患者没有梗阻症状或病情允许,建议行消化道造影检查,进一步明确肿瘤部位。对于老年患者、吸烟或心肺功能障碍的患者,行血气分析、肺功能、心脏超声等检查,必要时组织相关科室会诊,评估腹腔镜手术的风险。

二、术中的准备工作

手术开始前将所需设备摆放到位,检查仪器性能。按手术要求安置患者体位,确保体位调整不会给患者带来副损伤。一般腹腔镜手术开始前,准备工作繁杂,建议手术医师或助手协助指导护士完成准备工作,提高手术效率。手术开始后,密切观察病情,尤其加强气腹的护理,选择适度的气腹压力,安全的充气流量,加强气道管理,动态监测血气结果。

三、术后的处理

1. 加强心电监护、血压、脉搏及血氧饱和度检测及动脉血气分析,给予患者吸氧,腹腔镜手术患者手术中因采用 CO_2 气腹,CO_2 弥散能力强,大量吸收入血,超过了肺呼吸排出 CO_2 的能力,因而患者表现为一种类似呼吸性酸中毒的状态,术后 CO_2 过高性酸中毒仍可维持一段时间。故术后常规给予低流量、间断性吸氧,以提高氧分压,促进 CO_2 排出。同时密切观察呼吸运动的深浅和次数,待患者清醒后,鼓励患者深呼吸,协助翻身、拍背等促进痰液排出,保持呼吸道通畅,可适当给予祛痰剂,使痰液稀释,有利于咳出,防止肺部感染。

2. CO_2 气腹的影响 术中为了充分显露手术部位,腹腔内注入大量的 CO_2,使腹内压增高,膈肌上升,胸腔容积和肺容积缩小,致心肺功能下降或腔静脉回流减慢,出现呼吸困难、血压下降、脉搏加快等。CO_2 经腹膜及腹腔内脏高弥散吸收又可并发高碳酸血症及皮下气肿。

(1)高碳酸血症的观察:术后应严密观察患者有无疲乏、烦躁、呼吸浅慢、肌肉颤抖、双手扑动等症状,

如伴有 $PaCO_2$ 升高,应考虑有高碳酸血症的可能。

（2）皮下气肿:腹腔镜手术特有的并发症。少量皮下气肿在腹壁戳口周围,触及时有捻发音,一般无需特殊处理,待手术结束,气腹解除,多可自行吸收。若范围广泛,波及胸腔部、腋下、面颊、眼周甚至下腹及会阴部,皮下有明显握雪感,并伴有呼吸急促和发绀等,此时如在术中应立即解除气腹,用粗针头穿刺排气,同时向穿刺孔方向推压肿胀组织,尽量排除皮下积气,一般24小时后肿胀消失。如发生气胸和纵隔气肿,应行胸腔闭式引流。

（杜晓辉）

第三章

超声刀使用技巧

近年来,新型超声刀被广泛应用于腹腔镜手术中,由于其具有切割速度快、产生的热能低、对组织损伤小、止血效果好、烟雾和焦痂少、手术视野清晰等优点,越来越受到结直肠外科医师的青睐,已逐渐成为腹腔镜结直肠手术不可或缺的能量工具。目前临床常用的超声刀集切割、分离、止血、牵拉等功能为一体,更大程度上方便了手术医师的操作。但是,只有正确、熟练使用超声刀,才能使其发挥最大功效,不当或错误的操作还可能导致超声刀的切割、止血效果不理想,设备容易损坏,甚至发生副损伤。因此了解超声刀的工作原理、掌握正确有效的超声刀使用技巧、避免错误操作,是腹腔镜外科医师顺利开展腹腔镜结直肠手术的必备技能。

一、超声刀的工作原理

超声刀是一种切割和凝固组织的超声外科器械,频率 55.5kHz(55 500 圈/秒)。目前中国市场在售的主要有如下两款超声刀:强生公司的 Harmonic ACE™(图 3-1),奥林巴斯公司的 SonoSurg X™(图 3-2)。任何一款超声刀都是由主机、脚控装置、手柄和刀头组成的。主机是一种可控的微处理机,通过交流电在手柄中驱动声波系统,使变频器产生超声频率。手柄连接

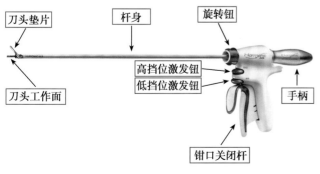

图 3-1　Harmonic ACE™

- 刀头垫片
- 杆身
- 旋转钮
- 高挡位激发钮
- 低挡位激发钮
- 刀头工作面
- 手柄
- 钳口关闭杆

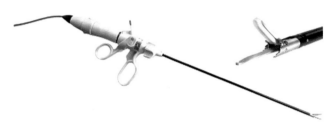

图 3-2　SonoSurg X™

主机和刀头,内有超声换能器。刀头底座上的变频器将机械振动通过延伸器传入刀头。

1. 超声刀的凝固功能　超声凝固血管的原理类同于电刀或激光刀,都是使蛋白变性凝固,但导致蛋白变性的方法不同。电刀是运用电流,激光刀是运用光能通过灼烧组织使蛋白变性凝固,而超声刀是通过对组织施加机械能,使组织产生高频率的振动,其内部细胞相互摩擦产生热量,打断蛋白质的氢键,使蛋白质变性。

2. 超声刀的切割作用　超声刀的切割分为两步。第一步是空洞化切割和分离,当刀尖振动时,它瞬间大量的转换压力使细胞内的水分在低温下蒸发,导致细胞破裂而产生精确的切割和分离。第二步,也是最重要的一步,是由每秒 55 500 次振动的刀头使组织过分伸展,让其超出弹性限度以切割组织(就像过分拉长橡皮带使其断裂一样)。从更微观的角度,也就是打断了它的分子键,这种机械切割效应对高蛋白密度的组织更有效。

3. 超声刀的热效应　超声刀的热学研究表明,短暂的机械振动能量下因组织受到压力和摩擦而产生的热量可控制在不超过 80℃,这样就可以明显减少组织炭化,减少热损伤。

4. 超声刀切割止血效果的影响因素

(1) 超声刀的工作挡位:超声刀的手柄上或脚控器上一般有两个激发装置,一个为高挡位激发装置

（MAX），另一个为低挡位激发装置（MIN）（图 3-3）。高挡位激发时超声刀切割速度快，但止血效果较差；低挡位激发时超声刀切割速度慢，但止血效果较好。因此，在切断血管或富含血管的组织时，咬合组织后先低挡激发使组织、血管充分凝固后再使用高挡激发切断组织以避免出血。

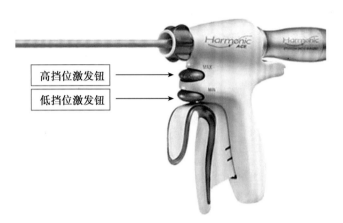

高挡位激发钮

低挡位激发钮

图 3-3 超声刀激发按钮

（2）超声刀切割时组织的张力：使用超声刀切割组织时都必须使组织保持适当的张力，张力的大小直接影响到超声刀的切割止血效果。当组织张力大时，切割速度快，但止血效果较差；当组织张力小时，切割速度慢，但止血效果较好。因此在切割腹膜、筋膜等无血管或少血管组织时可通过增加组织牵拉张力来提高切割速度，而对于富含血管的组织则需要适当减小牵拉张力，使超声刀有充足的时间凝固血管。

（3）超声刀夹持组织的压力：超声刀的工作刀头和非工作刀头对组织的咬合压力也是影响切割止血效果的主要因素之一，当咬合压力大时，切割速度快，但止血效果较差；当咬合压力小时，切割速度慢，但止血效果较好。

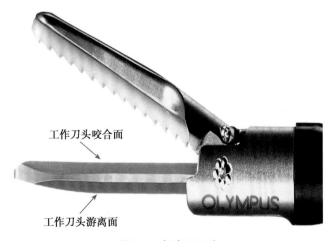

工作刀头咬合面

工作刀头游离面

图 3-4 超声刀刀头

（4）超声刀工作刀面的选择：超声刀工作刀头的厚薄有一定差异，其咬合面较厚，称之为钝面，游离面较薄，称之为锐面（图 3-4）。使用超声刀锐面切割组织，切割速度快，但止血效果较差；使用超声刀钝面切割组织，切割速度慢，但止血效果较好。

二、超声刀在结直肠手术中的使用方法及技巧

1. 超声刀在腹腔镜结直肠手术中常用的手法

（1）剪：此手法是超声刀最常见的锐性游离方法，主要用于切开较韧的富含血管的腹膜、筋膜、结缔组织等。操作要点是保持牵张，用超声刀头前 2/3 夹持组织，快挡激发切割，注意保持工作刀头朝外，逐层解剖，"小步快走"，切忌大块夹持组织（图 3-5）。

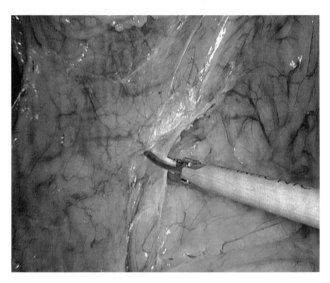

图 3-5 剪

（2）断：指凝固切断血管。对于直径 2mm 以下的血管如毛细血管、穿支血管，可使用超声刀慢挡凝固后原位用快挡切断。对于直径 2～3mm 左右的血管如乙状结肠动脉、直肠上动脉等建议在血管近心端凝固而不切断，建立"防波堤"，然后在其远端再次凝固切断血管。对于直径 3mm 以上的大血管如肠系膜下动静脉、回结肠动静脉等可先于近心端用止血夹夹闭后，在远心端用超声刀凝固切断血管。用超声刀离断血管时的操作要点主要是血管张力的控制，特别在不用止血夹夹闭血管的情况下，凝固、切割过程中应避免血管和组织张力过大，导致血管还未彻底凝固、切割前就已被撕断，其止血效果较差，在术中稍有牵拉就会造成出血（图 3-6）。

（3）推：此手法是超声刀的锐性游离，主要用于切开光滑的无血管薄层腹膜或系膜。操作要点是张紧

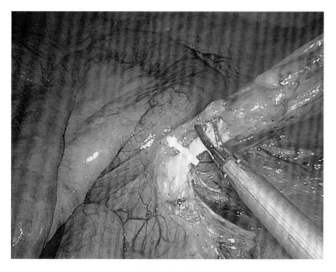

图 3-6 断

腹膜,用超声刀头前 1/4 轻含组织,高挡位激发,边切割边向前推进,如裁缝剪布,一气呵成(图 3-7)。

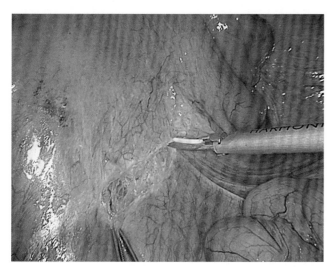

图 3-7 推

(4) 切:此手法是超声刀的锐性游离,主要用于切开融合筋膜、薄层腹膜、系膜。操作要点是张紧组织,沿正确层次用超声刀工作刀头游离面操作,高挡位激发并用刀背切割,如使用得当,切割速度快如电刀,切线整齐。在剪切不顺手时,使用这种背切刀法可取得事半功倍的效果(图 3-8)。

(5) 剔:此手法是超声刀的锐性游离,其操作方法和要点与"切"相似,用于裸化血管时剔除血管周围软组织,在打开动脉血管鞘时张紧血管表面结缔组织,高挡位激发同时用刀背剔除血管鞘及软组织。此手法操作时要注意使工作刀头背切刀面轻轻靠住血管壁,沿血管走行方向快速切割,如剔骨去肉,避免切断或损伤血管(图 3-9)。

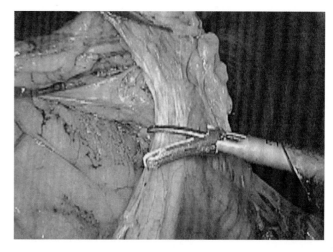

图 3-8 切

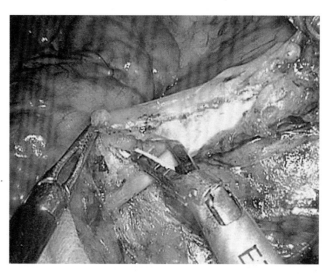

图 3-9 剔

(6) 拨:此手法为超声刀的钝性游离,主要在分开组织融合筋膜间隙时使用,操作要点是将超声刀刀头并拢,运用刀柄之力与副操作钳形成反向牵张力,使紧贴在一起的间隙分开,可以帮助术者准确、迅速辨识层面(图 3-10)。

(7) 剥:此手法主要用于切开血管鞘,使血管"骨骼化"。操作方法有二:一是用较锐利的工作刀头尖端刺入血管鞘内间隙,轻轻摆动使血管鞘与血管壁分离,再挑起并剪切剥除血管鞘(图 3-11);二是用分离钳与超声刀配合切开血管鞘,先用弯分离钳沿血管走行插入血管鞘内,分开血管鞘内间隙,再将超声刀张开,用非工作刀头插入分离钳撑开的血管鞘内,夹住并快挡激发剪开血管鞘。这一手法类似"剥皮",关键技巧是准确辨认并游离血管鞘内间隙,避免"剥皮伤肉",防止损伤血管壁(图 3-12)。

(8) 分、戳:此手法发挥超声刀前端的功能,主要

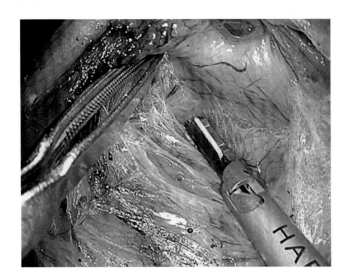

图 3-10 拨

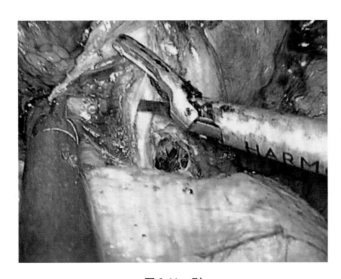

图 3-11 剥

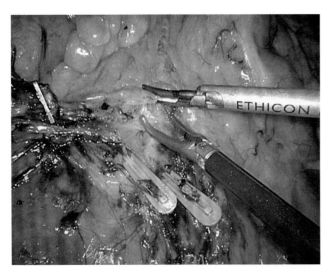

图 3-12 剥

用于游离血管。超声刀刀头的弧形开合设计使其具备了分离钳的功能,但由于超声刀头较钝,开合力量小,因此要选择比较薄而疏松的组织进行类似分离钳的开合分离。当血管前壁已经显露时,可以闭合刀头,紧贴血管后壁左右摆动分离并向前戳,将近对侧时快挡激发突破,使血管游离简洁流畅(图 3-13)。

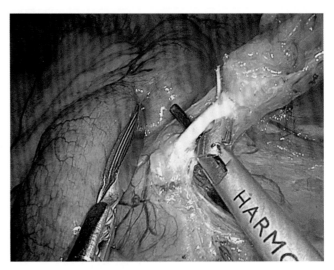

图 3-13 分、戳

2. 超声刀常见的不当或错误操作

(1)非直视下操作:超声刀作为能量工具,直视下操作是其最基本的使用原则。腹腔镜手术与开腹手术不同,其术野的暴露需要主刀、助手与持镜手的密切配合。在许多由于配合不娴熟及持镜手经验缺乏导致目标观察不确切的情况下,主刀切忌盲目使用超声刀,无论是超声刀的锐性切割还是钝性游离均可能导致组织器官的出血及损伤,若术中未被发现则会留下后患。

(2)工作刀头紧贴重要器官操作:超声刀虽然较电刀等其他能量工具产生的热能低、对组织损伤小,但并不意味着工作刀头的热效应对组织没有影响。相反,工作刀头紧贴血管、肠管等重要器官操作时可能会导致术后迟发的出血或穿孔,带来比术中可发现的医源性损伤更严重的后果。

(3)大块钳夹组织:超声刀的钳夹功能是通过工作刀头和非工作刀头开合来实现的,因为力矩较长,超声刀的钳夹功能较弱。钳夹大块组织或钳夹组织后过度扭转、牵拉刀柄,都可能造成超声刀的损坏。不仅如此,大块钳夹组织激发,切割速度慢、易出血、产雾多,无法做到精细解剖。

(4)激发时接触金属或骨骼:超声刀是通过刀头的高频振动来工作的,因此在激发时切忌接触到金属、骨骼等坚硬的物体,这种接触可能导致刀头的断裂损坏,并有可能导致组织器官的损伤。

（5）长时间持续激发:持续激发 10 秒以上对刀头损伤较大,一般激发 7 秒应尽量放开,然后再次工作。

（6）夹持少量组织空激发:超声刀激发时若无钳夹组织或夹持组织量很少,会导致工作刀面和非工作刀面的大面积摩擦,对刀头的损耗很大。因此测试时刀头要张开,使用时超声刀夹持的组织要适量。

（7）长时间带焦痂工作:长时间使用超声刀后刀面会附着有少量的组织焦痂,影响超声刀对组织的切割效率,导致切割速度慢、止血效果差。因此,器械护士要及时用湿纱布抹净刀头上附着的焦痂及组织,并将刀头放入水中震荡清洗,保持超声刀头的清洁。

3. 超声刀使用的护理配合

（1）安装时不能使用暴力,应用扭力扳手将其卡紧。

（2）测试过程中不要触摸刀头,刀头要张开,不要闭合空激发。

（3）手柄连线盘放收藏时应保持线圈的直径达 15～20cm,不可扭曲、折叠,防止连线被折断。

（4）分离组织后,器械护士要及时用湿纱布抹净刀头上附着的焦痂及组织,并将刀头放入水中震荡清洗。避免损伤非工作刀面的硅胶垫,影响效率。

（5）手术过程中手术台周围使用手术器械放置袋,防止超声刀跌落损坏。

为方便记忆,超声刀使用心得可以总结为:良好显露是基础、正确牵拉张力足、"热刀"朝外小步走、"九字刀法"记心头。良好显露是手术安全的基本保障,应当充分利用腹腔镜的视野放大和多角度观察功能,以视觉优势弥补触觉丧失,所有操作必须在直视下完成,做到"看不清楚不下刀"。正确牵拉并保持足够的张力是手术流畅的关键技巧,也是解剖间隙显露的重要手法,正确牵拉有赖于助手和主刀的默契配合,要点是牵拉与反牵拉、三角牵拉,力量适当,使组织张紧展平、牵成层面。"热刀"朝外小步走是减少副损伤、提高效率的要诀,意指使用超声刀剪切时,保持工作刀头朝外,并尽量使用刀头前半部分操作,逐层解剖,小步快走。超声刀的剪、断、推、切、剔、拨、剥、分、戳等各种技法因时而动,灵活运用,勤加操练便可得心应手、流畅自如。

（李国新）

参 考 文 献

1. 胡建昆,张波,陈心足,等. 新型超声刀在胃癌根治术中的应用及技巧. 中国普外基础与临床杂志,2008,15(10):718-721

2. 陆维祺,赵纲,陆巍,等. 新型超声刀用于胃癌根治术的评价. 中国实用外科杂志,2008,28(3):203-205

3. 王存川,陈鋆,徐以浩,等. 超声刀与电刀在腹腔镜外科手术中的应用. 暨南大学学报(医学版),2000,21(6):50-52

第四章

腹腔镜胃肠手术的持镜技巧

腹腔镜手术已有百年历史，近十年来随着微创理念的深入人心，腹腔镜手术的发展突飞猛进，在许多方面腹腔镜手术甚至已经代替了传统开放手术成为术式的金标准。近年来腹腔镜胃肠手术也得到了广泛的认可，手术技巧不断改进并逐渐规范化。在人们重视腹腔镜胃肠手术规范及改进的同时，却很少人重视腹腔镜手术中的另一个重要的角色——持镜手。所有的腹腔镜外科医师都知道，持镜手配合的好坏直接关系到手术的成败，因为在腹腔镜手术中术者失去了手的触觉，取而代之的是对清晰视觉的更高要求。多年的腹腔镜胃肠手术经验让我们总结出要想持好腹腔镜必须注意以下八个字：泡、擦、平、中、进、退、旋、跟。

泡：腹腔镜从普通镜头到高清镜头的发展向我们展示了术者对清晰术野的追求。清晰的术野不仅可以让术者心情愉悦，更能增强术者的视觉分辨能力，减少术中并发症的发生。想要得到一个较为持久的清晰视野有很多影响因素，其中术前对镜头的处理显得尤为重要，为此，人们尝试了很多办法：碘酒擦拭镜头、网膜接触镜头等，效果均不理想。我们的经验认为术前用 60 ~ 70℃热水浸泡镜头得到的视觉效果最为清晰，第一次浸泡镜头最重要，时间要稍长，约 1 分钟左右，好让镜头充分预热，高于腹腔内温度。之后，每次镜头模糊后浸泡时间可以仅为几秒即可，但整个术程中用来浸泡镜头的水温都应保持在 60℃左右，以保持镜头的持续防雾。

擦：镜头浸泡结束后就需要擦拭，擦拭物可选择柔软的无菌纱布。擦镜的顺序为先镜身后镜面，擦拭镜面时要稍用力，反复擦拭 2 ~ 3 遍，务必使镜面无残留的水滴及水雾。整个擦镜动作要尽可能迅速，让镜头尽快进入腹腔，避免镜头温度冷却，这样就可以使镜头不易起雾，较长时间维持一个清晰的术野。腹腔镜通过腹腔穿刺器进入腹腔时最容易污染镜头，因为腹腔穿刺器置入后，由于高腹压，器械进出造成气体反流带出组织及血渍，镜头接触污染的防漏气阀门造成镜头污染。因此，在每次镜头置入前要注意是否需要用干净纱布清理阀门。

平：腹腔镜胃肠手术多使用 30°腹腔镜，镜头进入腹腔后持镜手对于腹腔镜的操作主要集中在腹腔镜的底座及光纤上（图 4-1）。腹腔镜底座放平是得到正确术野的基础。现在从事腹腔镜胃肠手术的医师大多有丰富的开腹手术经验，所谓腹腔镜底座放平就是指腹腔镜的观察角度要符合开腹的习惯。不同的手术我们可以选择不同的参照物来调整腹腔镜的底座：上腹部胃手术时要保持肝及胰腺水平（图 4-2）；盆腔直肠手术时要保持骶膀胱襞水平（图 4-3）；游离肠系膜下血管时要保持腹主动脉水平（图 4-4）；游离右半结肠血管时要保持肠系膜上静脉垂直等（图 4-5）。注意这些参照物可以使持镜手对腹腔镜底座的调整更加迅速及

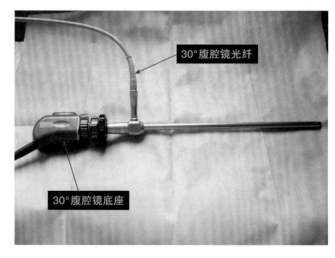

图 4-1　30°腹腔镜的底座和光纤

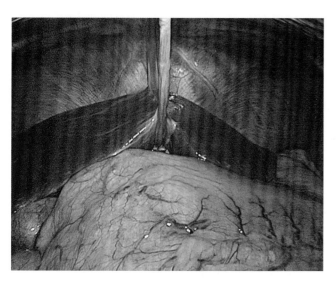

图4-2　上腹部胃手术保持肝脏水平

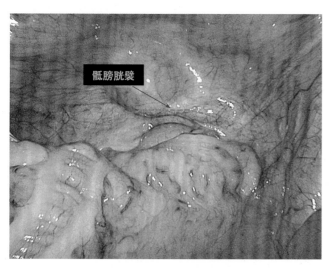

骶膀胱襞

图4-3　盆腔直肠手术保持骶膀胱襞水平

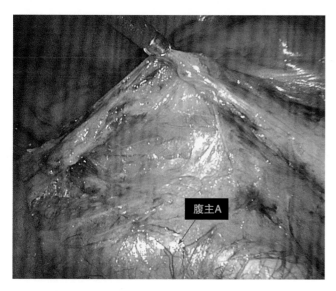

腹主A

图4-4　肠系膜下血管游离保持腹主动脉水平

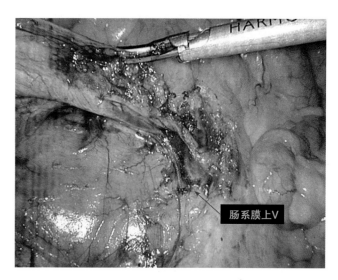

肠系膜上V

图4-5　右半结肠血管游离保持肠系膜上静脉垂直

准确,保持手术的连贯性。

中:好的持镜手就像一个好的摄影师,必须要给术者呈现一个美丽和谐的画面。怎样的画面才算和谐呢? 作为腹腔镜手术来说,将术者需要观察的目标置于显示器中央或"黄金分割点"时就能构成一个和谐的画面,让术者赏心悦目。任何对于显示器角落或边缘目标的观察都会让人觉得难受,必将导致对目标的观察不全面,使手术操作不确切、不安全。

进:保持腹腔镜底座水平、观察目标正中是对术野的水平调整,而腹腔镜的进退则是对术野纵深的调整。随着腹腔镜越靠近观察目标,目标将被进一步放大,对细节操作的观察越清晰,例如在对血管裸化时就需要使镜头靠近观察目标,避免在打开血管鞘时损伤血管,特别是对静脉血管的裸化尤为重要。对目标的近景观察最好保持要观察的术野占显示器的 1/5 ~ 1/4 面积左右,过近会使腹腔镜的焦距无法调整清晰,超声刀操作时容易使镜头起雾,影响观察效果。

退:腹腔镜退后观察主要用于大视野观察及避免污染镜头。最常用的三个情景是:①对术野暴露进行大的调整时需要使腹腔镜远离术野,这样观察范围扩大,便于术者与助手在直视下同时调整,增加调整的准确度,缩短调整时间;②手术结束清理术野时需要大范围观察,加强术者对术野的整体把握,避免对术野活动性出血、副损伤等情况观察的遗漏;③在超声刀对含水量较大的器官例如大网膜、肥胖患者的肠系膜、渗血组织等的游离时可能会产生较大的水雾甚至飞溅的液滴,这时让腹腔镜远离目标可以让腹腔镜保持清晰,减少泡镜或擦镜的次数,使手术进程更加流畅。

旋:腹腔镜旋转观察的出现源于30°腹腔镜的诞生。所谓"旋"就是持镜手对30°腹腔镜光纤的使用,它使腹腔镜实现了对目标的立体观察,让腹腔镜胃肠手术,特别是胃肠肿瘤手术成为可能。30°腹腔镜光纤左偏则镜头向右看,右偏则镜头向左看,180°旋转光纤则向上看。腹腔镜胃肠手术时,光纤的旋转功能一般用于四个方面情况:一是对血管的游离,需要从血管的不同侧面进行观察,充分打开血管鞘,以达到血管的裸化。二是在低位直肠的游离,需要做到"后方指路、双侧包抄、前方会合",对直肠环周的立体观察就必须通过光纤的合理旋转来实现,例如游离骶前观察直肠后壁时必须将光纤旋转180°,否则将无法完成确切的观察。三是当镜头方向与主刀器械方向相同时,要想观察到器械头端的工作情况避免副损伤就必须适当地旋转光纤。四是在手术开始放置腹腔穿刺器及手术结束后检查腹腔穿刺器孔时,为了确切观察到有无穿刺器造成的脏器损伤或穿刺造成的腹壁出血,必须将光纤进行旋转。除了上述四种及其他一些少见情况需要旋转光纤外,手术中大多时候只要保持光纤原位,即可以得到一个较为理想的观察术野。

跟:腹腔镜持镜手始终是为主刀服务的,是主刀的眼睛,二者配合的默契程度就可以从一个"跟"字体现出来。眼睛是由大脑支配的,手术台上的大脑只有一个,就是主刀,无论持镜手还是助手都必须想主刀之所想,时时和主刀保持一致,这样的配合才默契,手术才流畅。因此,持镜手不能只做到主刀做哪看哪,而要有预见性,让镜头向主刀下一个术野移动,这对增加主刀动作的连贯性至关重要。当然,每个主刀医师的手术习惯不同,因此,要想持镜手在"跟"字上与主刀做到心往一处想就必须让持镜手在反复观看主刀手术录像的前提下固定地长期搭配训练。认为持镜手谁都可以做,而无固定搭配是不能训练出好的持镜手的。

腹腔镜手术是一个团队工作,持镜手的重要性是每个腹腔镜手术医师都能深刻体会到的,但很少有腹腔镜医师重视对持镜手的培养。在我们看来,腹腔镜手术的持镜有很多技巧,只有在反复的训练实践中不断地总结才能掌握和提高,也只有这样,才能充分发挥腹腔镜的视觉优势,帮助医师安全流畅地完成每一个腹腔镜手术。

（李国新）

参 考 文 献

1. 郑民华. 腹腔镜在腹部非胆囊手术中的应用. 中国实用外科杂志,2004,24(1):27-29
2. 郭吕. 如何做好腹腔镜医师的持镜助手. 中国微创外科杂志,2007,7(6):590
3. 邱立新,伍冀湘,梁杰雄. 持镜医师在腹腔镜手术中的作用及技巧. 中国微创外科杂志,2005,5(8):679-680

第五章

腹腔镜结直肠癌根治术
解剖概要

"横看成岭侧成峰",结直肠外科医师谙熟的解剖结构,在腹腔镜新视角下呈现出迥然不同的面貌,一些关键解剖在开放手术中似乎"触手可及",而在腹腔镜下则需要"察言观色"般精确的视觉判断。对于腹腔镜结直肠癌根治术而言,共性的关键技术包括:合理的入路并维持正确的外科平面(筋膜间隙等);认识并利用解剖标志;根部解剖走行在系膜中的血管并清扫淋巴;保护神经、输尿管等毗邻器官组织。本章将概述常见腹腔镜结直肠癌根治术中这些关键技术相关的解剖基础。

一、腹腔镜右半结肠癌根治术的关键解剖

右半结肠血管的解剖学变异较大,血管关系相对复杂,故腹腔镜(扩大)右半结肠切除术是腹腔镜辅助结直肠癌手术中难度较大的术式。其关键解剖要点是手术的外科平面、血管和解剖学标志。

1. 右半结肠切除术中的外科平面 右半结肠手术的天然外科平面是位于回盲部、盲肠、升结肠、结肠肝曲及其系膜与肾前筋膜之间的右结肠后间隙(图5-1);位于横结肠右份与十二指肠降段和胰头体之间的横结肠后间隙;位于横结肠系膜与胃系膜之间的融合筋膜间隙,常被网膜囊取代。三者共同形成右半结肠游离的外科平面(图5-2)。

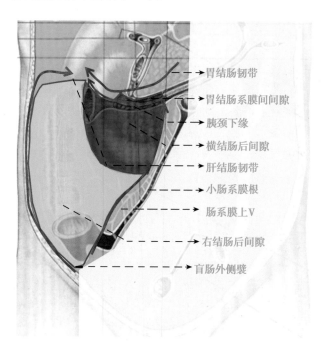

图 5-2　右半结肠切除术中的外科平面

（1）右结肠后间隙:右结肠后间隙是右半结肠切除术中游离回盲肠、升结肠、结肠肝曲及其系膜的天然外科平面。其中线侧界:肠系膜上静脉主干;外侧界:右结肠旁沟腹膜返折;头侧界:十二指肠降段和水平段下缘,经此与横结肠后间隙、胰后间隙交通;尾侧界:小肠系膜根尾端、回盲部;前界:升结肠、结肠肝曲系膜;

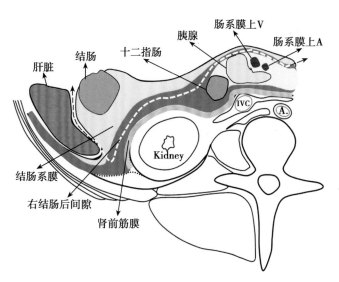

图 5-1　右结肠后间隙及周围结构

后界:右侧肾前筋膜(图5-1～图5-3)。

肠系膜上静脉是腹腔镜右半结肠切除术中的一条主线,是外科平面中线侧入路和右半结肠血管解剖的重要解剖学标志。肠系膜上静脉是小肠和升结肠系膜的界线,也是右侧结肠后间隙的中线侧界。术中于肠系膜上静脉和回结肠血管蒂相交处,紧贴回结肠血管蒂下缘切开结肠系膜,即进入右侧结肠后间隙(图5-3)。

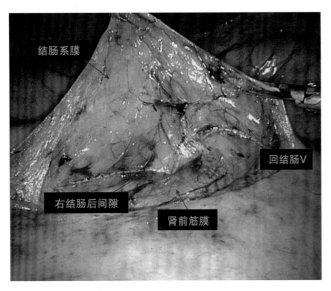

图5-3 右结肠后间隙

右结肠后间隙又叫右侧Toldt间隙,是右结肠系膜和右侧肾前筋膜之间充满疏松结缔组织的融合筋膜间隙。右侧肾前筋膜覆盖右侧输尿管和性腺血管,向中线侧越过腹主动脉和下腔静脉向前与左侧的肾前筋膜相延续。向头侧覆盖右侧肾、肾血管,走行于十二指肠降段和胰头体后方。术中维持正确的外科平面可保持结肠系膜和肾前筋膜的完整性,进而减少出血、整块切除系膜、保护输尿管等腹膜后重要结构。

右结肠旁沟腹膜返折(右侧Toldt线)是外侧游离右半结肠的解剖学标志。为盲肠外侧襞至肝结肠韧带的一条"黄白交界线"。因Toldt线内侧系膜脂肪颜色较深而外侧腹膜外脂肪颜色较浅而形成黄白两色界线分明的外观而得名(图5-4)。这一交界线,从解剖学角度看是结肠系膜与腹壁的分界线,肾前筋膜与肾后筋膜的外侧愈着边界;从外科学角度看是盲肠、升结肠外侧的腹膜切开线,是进入右结肠后间隙的外侧入路。沿此线向头侧切开,直至切断肝结肠韧带,可将结肠肝曲松解游离。

(2)横结肠后间隙:右半结肠切除术中需要游离横结肠后间隙右份(图5-2)。横结肠后间隙位于横结

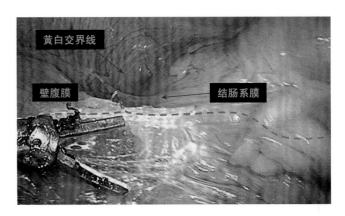

图5-4 右侧"黄白交界线"

肠系膜与胰十二指肠之间,是左右结肠后间隙相通的链接。胰颈下缘、胰头和十二指肠降段前面是横结肠系膜根右份愈着的部位。于十二指肠水平段下缘切开结肠系膜,即进入横结肠后间隙,向右直至结肠肝曲与侧腹壁的融合边界。

(3)网膜囊:横结肠和胃之间游离的平面是胃和横结肠系膜之间的间隙,但因两系膜均较薄且粘连较紧密,腹腔镜下分离难度很高。故实际操作中这一间隙常常被网膜囊代替。于胰腺前下缘直接切开横结肠系膜,可从下向上进入网膜囊;沿胃大弯切开胃结肠韧带上缘,可从头侧进入网膜囊。网膜囊可以作为切断游离横结肠系膜和胃结肠韧带的明确解剖标志(图5-5)。

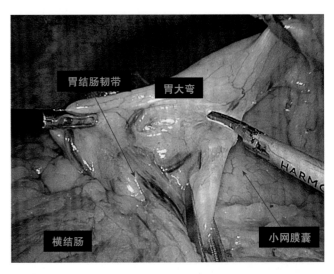

图5-5 小网膜囊

2. 右半结肠切除术中的血管

(1)肠系膜上静脉:肠系膜上静脉由最后两支回肠静脉汇聚而成,自右髂窝升起,在肠系膜根内向头侧偏左方向走行,于胰颈下缘进入胰后间隙并与脾静脉汇合。肠系膜上静脉位置表浅,腹腔镜下呈特殊的蓝

色条状外观。分别向上张紧横结肠及其系膜,向右上牵拉回盲部,则清晰可见肠系膜上血管蒂和位于十二指肠水平段下缘的回结肠血管蒂(图5-6)。肠系膜上静脉是右半结肠切除的中线侧标志,也是血管解剖的重要标志。沿肠系膜上静脉向头侧解剖,可逐个定位回结肠血管、右结肠血管和中结肠血管。

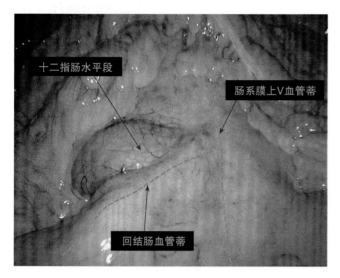

图5-6　腹腔镜肠系膜上静脉的外观和定位

(2)肠系膜上动脉:肠系膜上动脉起源于腹主动脉,其分支供应右半结肠和小肠。肠系膜上动脉位于肠系膜上静脉左侧者占72.5%～80%,其余可位于肠系膜上静脉的前方或后方,未见肠系膜上动脉位于肠系膜上静脉右侧者,故肠系膜上动脉的右侧分支可从前方或后方跨越肠系膜上静脉。肠系膜上动脉的位置深在,腹腔镜下没有明显的外观标志。手术中,以回结肠动静脉和肠系膜上静脉为指引,根据回结肠动脉和静脉的关系可确定肠系膜上动脉和肠系膜上静脉的空间关系,从而指导右结肠血管和中结肠血管的解剖(图5-7)。

(3)肠系膜上血管的结肠支:肠系膜上动脉的结肠支包括回结肠动脉、右结肠动脉和中结肠动脉。三者同时出现的概率为10.7%～45%。回结肠血管恒定位于十二指肠水平段尾侧附近,腹腔镜下为微微隆起且有轻微搏动的条索状结构。我们将靠近肠系膜上静脉的回结肠血管蒂下缘作为进入右结肠后间隙和解剖肠系膜上静脉的起点。

约有10.7%～32.4%的右结肠动脉直接起源于肠系膜上动脉,多从前方跨越肠系膜上静脉。其余可为右结肠动脉缺如,中结肠动脉或回结肠动脉发出分支供应升结肠中部。

胃结肠静脉干的经典构成为由胃网膜右静脉与右

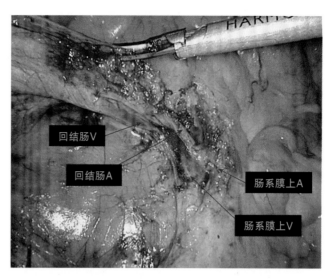

图5-7　肠系膜上动静脉空间关系

结肠静脉汇合而成的"两支型"静脉干,而其最常见的构成是由胃网膜右静脉、右结肠静脉与胰十二指肠静脉汇合而成的"三支型"静脉干(图5-8,5-9)。胃结肠静脉干的出现率约为89%。其根部多紧贴胰颈下缘,于胰腺钩突前表面汇入肠系膜上静脉。胃结肠静脉干较短,手术时若过度牵拉可能会造成出血,胃结肠静脉干止血不当则有可能会造成致命的肠系膜上静脉出血。胃结肠静脉干组成多变,当胰十二指肠上静脉参与其组成时,在游离结肠系膜时需警惕因损伤该静脉而出血。胃结肠静脉干是寻找胃网膜右静脉的解剖学标志,胃网膜右动脉走行在胃网膜静脉左后方的胰头前间隙内。扩大右半结肠切除术中可据此定位该血管。

中结肠动脉是肠系膜上动脉出胰颈之后的第一分支,供应横结肠,中结肠静脉则是肠系膜上静脉进入胰后间隙之前的最后一个属支。故腹腔镜下定位中结肠

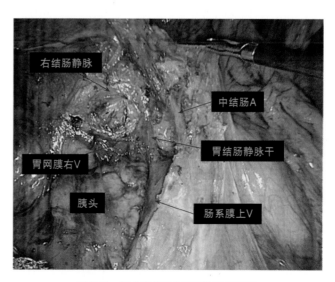

图5-8　经典的"两支型"静脉干属支

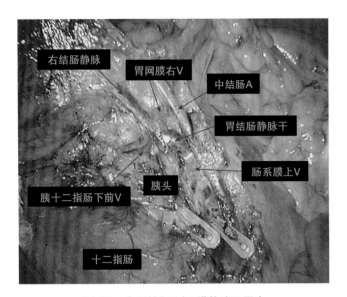

图 5-9 常见的"三支型"静脉干属支

血管主要有三个方法：①张紧横结肠系膜，显露中结肠血管蒂；②沿肠系膜上静脉和肠系膜上动脉向头侧解剖；③以胰颈下缘为标记。

综上所述，腹腔镜右半结肠切除术中的关键平面和血管分别是右结肠后间隙和肠系膜上静脉。维持在右结肠后间隙内解剖，始终保持肾前筋膜的完整性是减少出血、避免损伤腹膜后器官的关键、有效措施。肠系膜上静脉是右半结肠切除术中最重要的解剖学标志，是整个手术中解剖的主线。

二、腹腔镜左半结肠切除术的关键解剖

1. 左半结肠切除术中的外科平面 左半结肠手术的外科平面是位于降乙结肠、结肠脾曲及其系膜与腹后壁之间的左结肠后间隙（图 5-10）；位于横结

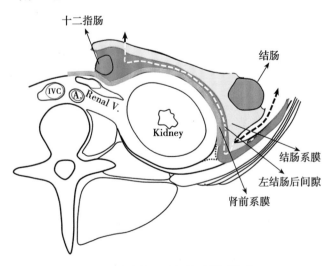

图 5-10 左结肠后间隙及周围结构

肠左份与胰尾之间的横结肠后间隙；位于横结肠系膜与胃系膜之间的融合筋膜间隙，术中常代之以网膜囊。三者共同形成左半结肠游离的外科平面（图 5-11）。

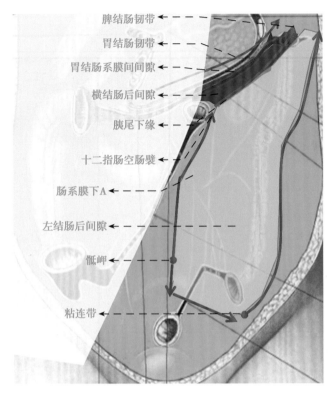

图 5-11 左半结肠切除术中的外科平面

（1）左结肠后间隙：左结肠后间隙即左侧 Toldt 间隙，是游离降乙结肠、结肠脾曲及其系膜的天然外科平面（图 5-10 ~ 图 5-12）。其中线侧界：降乙结肠系膜根部腹膜；外侧界：左结肠旁沟腹膜返折；头侧界：胰体尾下缘，经此与横结肠后间隙、胰后间隙交通；尾侧界：

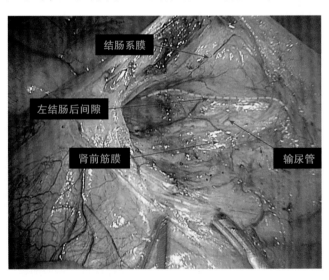

图 5-12 左结肠后间隙

骶岬,并经此与直肠后间隙交通;前界:降乙结肠、结肠脾曲系膜;后界:左侧肾前筋膜。左右结肠后间隙通过横结肠后间隙相连通。

降乙结肠系膜根以肠系膜下动脉为中心,沿腹主动脉右缘向尾侧跨越骶岬延续为直肠右侧腹膜返折。骶岬是腹盆腔最凸出的骨性标志,是切开乙状结肠系膜根的最佳部位。十二指肠空肠襞是肠系膜下静脉的定位标志,也是中间入路法切开降乙结肠系膜的终点(图5-13)。

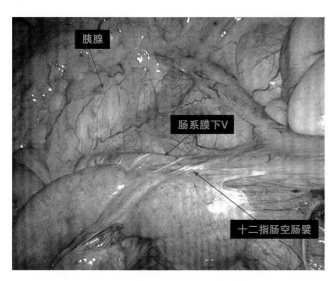

图5-13 十二指肠空肠襞和肠系膜下静脉

于骶岬处切断乙状结肠系膜根进入左侧Toldt间隙,分别向头、尾侧和左侧扩展,可见位于结肠系膜内的肠系膜下动脉。左侧肾前筋膜覆盖左侧输尿管和性腺血管,与对侧的肾前筋膜相延续,向尾侧越过骶岬与骶前筋膜相延续(图5-14)。

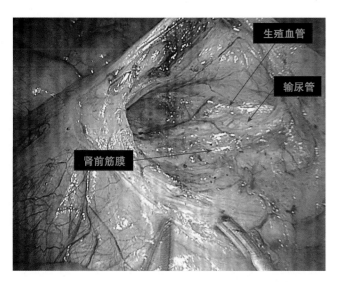

图5-14 左侧肾前筋膜覆盖输尿管

左结肠旁沟腹膜返折(左侧Toldt线)是外侧游离降结肠的解剖学标志。为自乙状结肠第一曲外侧与左侧腹壁之间的粘连带至膈结肠韧带的一条"黄白交界线"(图5-15)。粘连带是左结肠旁沟腹膜返折的尾端和结肠外侧解剖的腹膜切开点,由此切开左侧Toldt线,直至切断膈结肠韧带,结肠脾曲即从侧腹壁上松解下来。

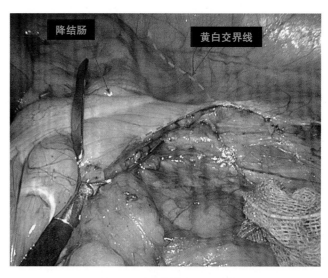

图5-15 左侧"黄白交界线"

(2)横结肠后间隙:胰尾前下缘是横结肠系膜根左份的愈着部位。于此切开结肠系膜,即进入横结肠后间隙左半部(图5-11)。横结肠系膜左份与胰腺融合范围小,轻轻分离即可将横结肠系膜从胰尾上游离下来,向左直至结肠脾曲与侧腹壁的融合边界。

(3)网膜囊:与右半结肠切除术一样,此部位网膜囊代替胃结肠系膜间融合筋膜成为横结肠和胃之

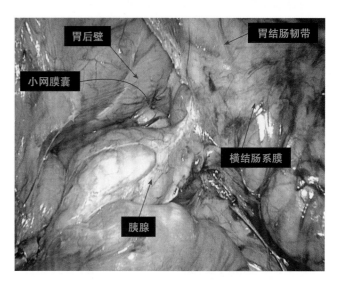

图5-16 小网膜囊

间的游离平面(图5-16)。同样的方法,由下向上、由前向后进入网膜囊,分别切开横结肠系膜、胃结肠韧带,会师于脾下极处,切断脾结肠韧带,将结肠脾曲完全游离。

2. 左半结肠切除术中的血管

(1)肠系膜下动脉:一般起自腹主动脉前壁,起点位于十二指肠水平段和主动脉分叉之间,距主动脉分叉距离约为4cm。肠系膜下动脉自腹主动脉前壁起始后向左下方走行,腹腔镜下表现为乙状结肠系膜内略微隆起并搏动的条索。正确识别肠系膜下动脉对左半结肠切除和直肠切除术的安全顺利实施均有至关重要的作用。腹腔镜下观察主动脉分叉位置较恒定,术中以骶岬为起点进入左结肠后间隙并维持在此间隙内解剖,以主动脉分叉为标志向头侧解剖,可观察到肠系膜下动脉位于结肠系膜的后部,肠系膜下动脉是左结肠后间隙向头侧扩展的刚性障碍(图5-17)。

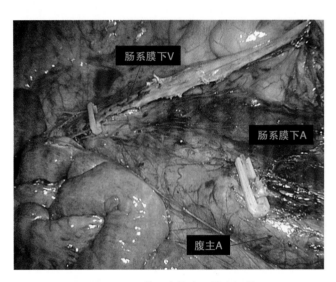

图 5-17 肠系膜下动静脉及其空间关系

(2)肠系膜下静脉:肠系膜下静脉并不与肠系膜下动脉伴行,而是走行在其左侧的结肠系膜内。肠系膜下静脉向头侧跨越动脉分支的前面或(和)后面,于十二指肠空肠曲左侧进入胰后间隙,汇入脾静脉或肠系膜上静脉(图5-18)。腹腔镜手术中,明确肠系膜下动静脉的解剖关系,以十二指肠空肠襞和胰尾为解剖学标志,维持在左结肠后间隙内解剖,跨过肠系膜下动脉后继续向头侧游离可在结肠系膜后部发现肠系膜下静脉(图5-17)。

十二指肠空肠襞是联系十二指肠空肠曲和左肾前面腹后壁的腹膜皱襞,肠系膜下静脉经十二指肠空肠襞左侧进入胰尾后方。故十二指肠空肠襞和胰尾为定

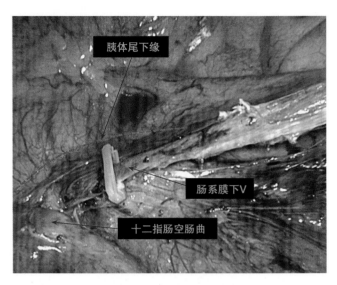

图 5-18 肠系膜下静脉

位肠系膜下静脉的标志(图5-13)。

(3)肠系膜下血管的结肠支:左结肠动脉主要起自肠系膜下动脉,也可与乙状结肠动脉共干。左结肠动脉是肠系膜下动脉最上的分支,跨越输尿管前面向左分为升降两支,供应横结肠左份和降结肠。同名静脉伴行。腹腔镜下,沿着肠系膜下动脉向远侧解剖,可定位左结肠动脉。

乙状结肠动脉可起源于肠系膜下动脉或者左结肠动脉及两者的合干,有同名静脉伴行。乙状结肠动脉起源后向左下行走,在乙状结肠内呈扇形分布。与左结肠动脉类似,腹腔镜下乙状结肠动脉的定位主要依赖于沿肠系膜下动脉向远侧解剖。

3. 腹主动脉丛分布 腹主动脉丛位于肠系膜上、下动脉起点之间的腹主动脉前方和两侧,分为左、右神经干,左、右干之间相互联系成丛。腹主动脉丛与跨越主动脉前面的肾前筋膜关系密切。腹主动脉丛包绕肠系膜下动脉主干及其分支时,很少涉及肠系膜下动脉根部。腹主动脉丛左干越过肠系膜下动脉后方时,交叉点位于动脉中、下段。因此,肠系膜下动脉根部周围神经纤维分布少。始终保持腹主动脉前方及左侧肾前筋膜的完整性、紧贴肠系膜下动脉根部解剖是保护自主神经的有效手段。

综上所述,腹腔镜左半结肠切除术中的关键平面和血管分别是左结肠后间隙、肠系膜下动脉和肠系膜下静脉。维持在左结肠后间隙内解剖,始终保持肾前筋膜的完整性是减少出血、避免输尿管损伤和保护神经的关键措施。深刻理解肠系膜下动脉和肠系膜下静脉的解剖关系,准确识别腹主动脉分叉、十二指肠空肠襞等解剖学标志是左半结肠切除术的关键。

三、腹腔镜直肠癌切除术的
局部解剖学

全直肠系膜切除术（TME）已成为直肠癌手术治疗的标准术式，包括完整切除直肠系膜，尽可能保护盆腔自主神经。TME 的要求和腹腔镜手术的引入将直肠周围筋膜间隙提高到前所未有的重要地位。掌握直肠及其周围结构的解剖，在正确的外科平面操作，能大大减少直肠游离过程中的并发症，是 TME 快速安全进行的先决条件。

1. 直肠周围的筋膜间隙

（1）直肠后方筋膜间隙：术中游离乙状结肠系膜，于骶岬处可见肾前筋膜与骶前筋膜相延续。向左侧牵拉乙状结肠，可暴露富含脂肪的直肠系膜被直肠固有筋膜覆盖。骶前筋膜位于直肠固有筋膜之后。在第 4 骶椎水平以下，骶前筋膜和直肠固有筋膜融合后向盆腔延伸，将骶前筋膜融合前后两部分之间的连接称作直肠骶骨筋膜，或者 Waldeyer 筋膜。梨状肌筋膜位于骶前筋膜之后，在骶孔前的外侧缘与骶骨骨膜融合。

向前方牵拉直肠可以看到在直肠固有系膜和骶前筋膜之间的间隙——直肠后间隙。这个无血管间隙可以向四周扩展。在骶前筋膜和梨状肌筋膜之间是直肠后的第二个间隙——骶前间隙。

在直肠壁后方和骶骨之间，从前向后依次存在 3 个筋膜层：覆盖直肠系膜的直肠固有筋膜、骶前筋膜、梨状肌筋膜与骶骨骨膜的融合筋膜。处在中间的骶前筋膜将直肠固有筋膜和梨状肌筋膜之间的间隙分为直肠后间隙和骶前间隙（图 5-19）。

（2）直肠侧韧带：直肠侧韧带将直肠系膜固定在骨盆侧壁，术中向头侧方牵拉直肠可暴露直肠侧韧带。直肠侧韧带主要由淋巴管和下腹下神经丛的直肠支组成。有时可在直肠侧韧带中发现直肠中动脉。

（3）直肠前方筋膜间隙：Denonvilliers 在 1836 年第一个描述在直肠与男性的膀胱、精囊腺和前列腺之间存在薄层致密组织并将其命名为 Denonvilliers（邓氏）筋膜。邓氏筋膜存在于直肠和内生殖器之间，由前后两叶组成。邓氏筋膜后叶向后外侧延伸并与直肠固有筋膜相延续，在直肠前方覆盖直肠系膜；前叶向后外侧延伸并与骶前筋膜相延续，在尾侧与处在前列腺顶部的直肠尿道肌融合。邓氏筋膜两层之间的间隙延伸至直肠后间隙；邓氏筋膜前叶前面的间隙延伸至骶前间隙（图 5-20）。

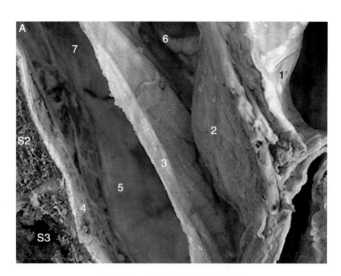

图 5-19 直肠后方筋膜间隙
骨盆矢状面，1 = 腹膜；2 = 被覆直肠固有筋膜的直肠系膜；3 = 骶前筋膜；4 = 骨膜；5 = 梨状肌筋膜；6 = 直肠后间隙；7 = 骶前间隙

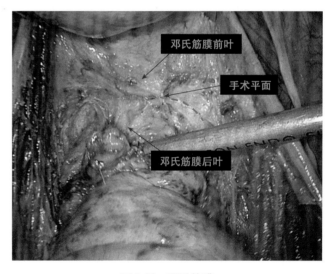

图 5-20 邓氏筋膜

在直肠周围有两个相连续的筋膜环：直肠固有筋膜和邓氏筋膜后叶组成的覆盖直肠系膜的筋膜环；骶前筋膜和邓氏筋膜前叶组成的环绕在直肠周围的第二个筋膜环，这一筋膜环将直肠周围间隙分为直肠后间隙和骶前间隙（图 5-21）。

2. 直肠周围的神经分布 腹下神经呈"Λ"形由中线向两侧下行，约在 S_3 水平由直肠系膜后面转向侧面，汇入下腹下丛。盆内脏神经发自 S_{2~4} 骶神经前根，向前内侧走行，穿过骶前筋膜后汇入下腹下丛，在此过程中与直肠中动脉伴行。骶内脏神经从 S_4 交感神经节发出，向前外侧走行并与盆内脏神经一起汇入下腹下丛。

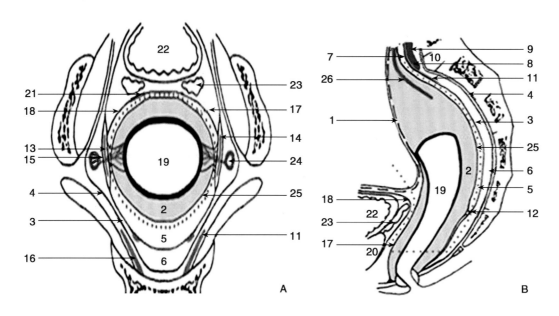

图 5-21 直肠周围筋膜间隙和 TME 平面的示意图,虚线表示 TME 的正确外科平面
A. 横切面;B. 矢状面。1=腹膜;2=直肠系膜;3=骶前筋膜;4=梨状肌筋膜;5=直肠后间隙;6=骶前间
隙;7=肾前筋膜;8=下腹上丛;9=髂总动脉;10=骶岬;11=腹下神经;2=骶后间隙;13=直肠侧韧带;
14=下腹下丛;15=直肠中动脉;16=骶神经;17=D 筋膜后叶;18=D 筋膜前叶;19=直肠;20=前列腺;
21=海绵体神经;22=膀胱;23=精囊腺;24=髂内动脉;25=直肠固有筋膜;26=直肠上动脉

下腹下丛又主要分为四个分支支配不同的器官:直肠支:为直肠侧韧带的主要构成部分;输尿管支:腹下神经的分支与输尿管绕行;膀胱、前列腺支:分支均在直肠后间隙的后外侧分布;勃起神经:为下腹下丛的最远侧分支,参与形成走行于邓氏筋膜前叶内的神经血管束。

盆腔自主神经保留是全直肠系膜切除术的重要内容之一,强调了在保证肿瘤学安全的前提下,最大限度地减少直肠癌患者术后的排尿和性功能障碍,提高患者术后的生活质量。

TME 中理想的外科平面是直肠后间隙,环绕直肠扩展。在直肠后面是直肠后间隙;在侧方是直肠侧韧带;在前方是邓氏筋膜两叶之间。在这一间隙内操作既可满足肿瘤学要求,又能最大限度地避免副损伤。但即使在这个间隙内操作,为了保护骶前筋膜内的盆腔自主神经和避免损伤骶前静脉,应该在直肠的后外侧紧贴直肠固有筋膜操作。任何误入骶前间隙的操作都有可能对输尿管、自主神经和骶前静脉造成损伤。

(李国新)

参 考 文 献

1. 赵丽瑛,张策,李国新.胃结肠静脉干解剖学研究的系统评价及其临床意义.中国实用外科杂志,2012,32(09):753-757

2. 张策,薛琪,李国新,等.腹腔镜右半结肠切除术相关血管的活体解剖学观察.中国临床解剖学杂志,2012,30(03):256-259

3. Anidjar M,Delmas V,Villers A,et al. Endo-surgical dissection of the upper urinary tract through the retroperitoneal and transperitoneal route:an experimental study with pigs and cadavers. Prog Urol,1992,2(4):592-603

4. Okazaki T,Hasegawa S,Urushihara N,et al. Toldt's fascia flap:a new technique for repairing large diaphragmatic hernias. Pediatr Surg Int,2005,21(1):64-67

5. Shatari T,Fujita M,Nozawa K,et al. Vascular anatomy for right colon lymphadenectomy. Surg Radiol Anat,2003,25(2):86-88

6. 李国新,丁自海,张策,等.腹腔镜下左半结肠切除术相关筋膜平面的解剖观察.中国临床解剖学杂志,2006,24(3):298-301

7. Niculescu MC,Niculescu V,et al. Correlations between the colic branches of the mesenteric arteries and the vascular territories of the colon. Rom J Morphol Embryol,2005,46(3):193-197

8. 杨最素,朱晞,丁明星.Henle 干和外科干的解剖观察及临床意义.解剖学杂志,2005,28(1):87-89

9. Yamaguchi S,Kuroyanagi H,Milsom JW,et al. Venous anatomy of the right colon:precise structure of the major veins and gastrocolic trunk in 58 cadavers. Dis Colon Rectum,2002,45(10):1337-1340

10. Zhang C,Ding ZH,Li GX,et al. Perirectal fascia and spaces：annular distribution pattern around the mesorectum . Dis Colon Rectum,2010,53(9):1315-1322

11. 赵丽瑛,李国新,张策,等.腹腔镜下右半结肠血管解剖及血管并发症分析.中华胃肠外科杂志,2012,15(4):17-22

12. Gillot C,Hureau J,Aaron C,et al. The superior mesenteric vein,an anatomic and surgical study of eighty-one subjects. Int Coll Surg,1964,41(7):339-369

13. 张策,李国新,余江,等.腹腔镜全直肠系膜切除术中输尿管保护的临床解剖.解剖学杂志,2006,29(3):360-361

第六章

腹腔镜根治性（扩大）右半结肠切除术

一、适 应 证

适用于治疗阑尾、盲肠、升结肠及结肠肝曲癌。

二、禁 忌 证

1. 肿瘤直径>6cm 和（或）周围组织广泛浸润。
2. 右半结肠癌的急诊手术（如急性肠梗阻、穿孔等）。
3. 腹腔严重粘连。
4. 重度肥胖。
5. 全身情况不良，虽经术前治疗仍不能纠正者。
6. 有严重心脏、肝、肾疾患不能耐受手术者。

三、术 前 准 备

1. 肠道准备　术前 1 天流质饮食，术前 1 天口服泻药。
2. 纠正低蛋白血症和贫血　血红蛋白<90.0g/L 者，应纠正至≥90.0g/L；血白蛋白<30.0g/L 者，应纠正至≥30.0g/L，必要时，术前一周内加用肠外营养。
3. 患者如有泌尿系症状，应行膀胱镜检或泌尿道造影检查，了解肿瘤是否侵犯泌尿道。必要时留置输尿管插管，便于术中辨认输尿管。
4. 手术麻醉后，留置胃管与气囊导尿管，术前 1/2 小时经静脉给予 1 个剂量抗生素预防感染。

四、麻 醉

气管插管全身麻醉、硬膜外麻醉加气管插管全身麻醉。

五、体 位

患者仰卧位、分腿位，双上肢内收（以便主刀及助手站位）。手术开始后体位调整至头低足高并右高左低。术者位于患者左侧；持镜手位于患者两腿之间；助手位于患者右侧；器械护士位于患者左侧紧邻术者（图 6-1）。

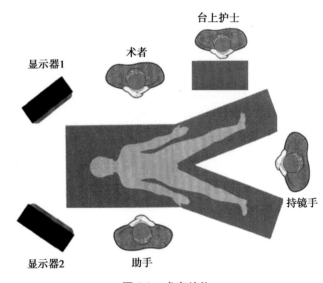

图 6-1　术者站位

六、套 管 放 置

采用五孔法。脐下 5cm 放置直径 10～12mm 套管，充气后置入 30°腹腔镜作为观察孔；左侧肋缘下 3cm 锁骨中线处置入 12mm 套管为术者主操作孔，左侧髂前上棘与脐连线中外 1/3 处置入 5mm 套管为术者副操作孔；右侧对称点分别置入 5mm 套管为助手操作孔。根据肿瘤大小取上腹部正中切口作为标本取出口（图 6-2）。

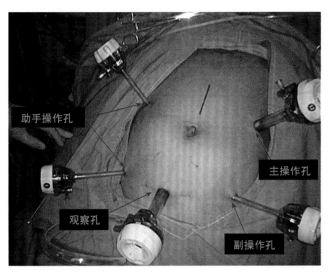

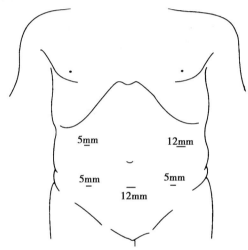

图6-2 套管放置

七、手术切除范围(图6-3,6-4)

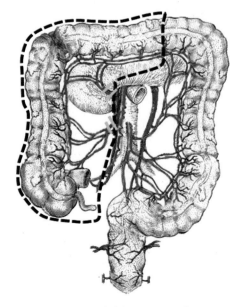

图6-3 肿瘤位于结肠肝曲

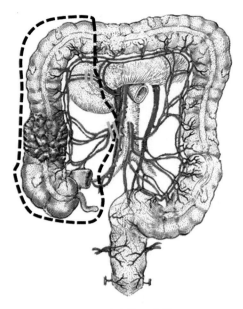

图6-4 肿瘤位于升结肠

八、手术步骤

1. 右半结肠内侧游离

(1)切开回结肠血管蒂下缘系膜进入层面:患者处于头低足高并左倾体位,将小肠移至左上腹部、大网膜翻向上腹部肝胃之间,充分暴露术野(图6-5)。助手右手抓钳向右尾侧并腹侧牵拉回结肠血管蒂,使其被覆的结肠系膜张紧,主刀右手持超声刀切开回结肠血管蒂下缘的结肠系膜(图6-6)。由此进入右结肠系膜和右侧肾前筋膜间的融合筋膜间隙(Toldt 间隙),在此间隙间向头侧扩展至十二指肠水平段,向右扩展至生殖血管外侧,向左扩展至肠系膜上静脉,注意保持右半结肠系膜及肾前筋膜光滑完整,避免十二指肠、下腔静脉、右侧输尿管、生殖血管损伤(图6-7)。

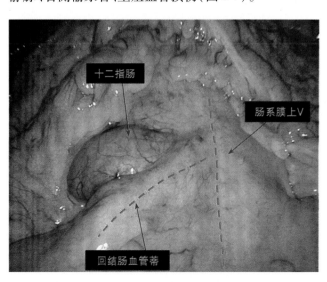

图6-5 手术起始场景

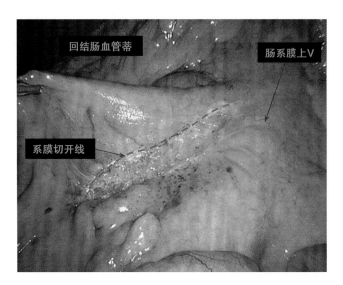

图 6-6 切开回结肠血管下缘系膜

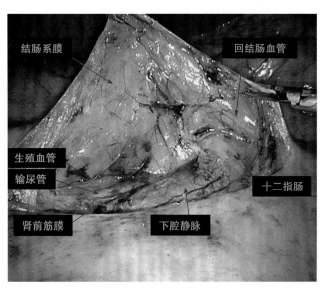

图 6-7 扩展 Toldt 间隙

主刀的技术要点：找准入路、进入正确的解剖层面是中间入路法右半结肠切除的关键。腹腔镜根治性右半结肠切除术的起始是在回结肠血管蒂下缘，并以肠系膜上静脉作为指引。因此，主刀在手术开始前须明确辨认由左上向右下淡蓝色隆起的肠系膜上静脉血管蒂和十二指肠下方斜行隆起的回结肠血管蒂（图 6-5）。剪开结肠系膜后尽可能扩展 Toldt 间隙，以便从系膜背侧辨认及控制回结肠血管，避免在处理回结肠血管时损伤十二指肠或肠系膜上静脉。

助手的技术要点：由于横结肠中段垂向尾侧，助手此时左手持肠钳抓住结肠中血管蒂中部系膜，向头侧并腹侧牵拉，此操作既可以将横结肠挡开方便视野暴露，又可以同时将肠系膜上静脉及结肠中血管牵直，方便主刀肠系膜上静脉前方的游离和整个系膜内侧游离

路线的指引（图 6-8）。右手向右尾侧并腹侧牵拉回结肠血管蒂，使其被覆的结肠系膜张紧，方便主刀寻找层次，准确进入 Toldt 间隙（图 6-9）。

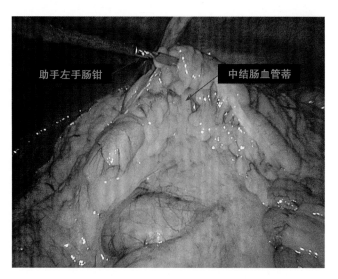

图 6-8 助手左手肠钳牵拉中结肠血管蒂

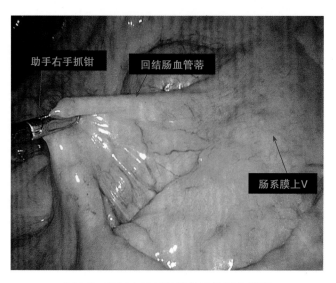

图 6-9 助手右手抓钳牵拉回结肠血管蒂

持镜手的技术要点：腹腔镜根治性右半结肠切除术的术野场景在右侧腹，以肠系膜上静脉为指引，由尾侧向头侧，由内侧向外侧游离。持镜手将镜头由尾侧向头侧投射，将肠系膜上静脉置于垂直，将主刀的操作重点置于画面中央（图 6-5）。

（2）处理回结肠血管并清扫淋巴结：继续张紧回结肠血管蒂，通过回结肠系膜背侧指引，紧贴肠系膜上静脉右侧用超声刀剪开前方系膜，解剖暴露回结肠静脉，清扫其根部淋巴结，于汇入肠系膜上静脉 0.5cm 处夹闭、切断。回结肠动脉由肠系膜上动脉发出后多于回结肠静脉头侧跨过肠系膜上静脉，与静脉伴行或从静脉尾侧跨过肠系膜上静脉也可见到，少数情况下

回结肠动脉可从肠系膜上静脉背侧穿过。仔细辨认回结肠动脉后裸化回结肠动脉，清扫其根部淋巴结，于根部夹闭、切断（图6-10）。

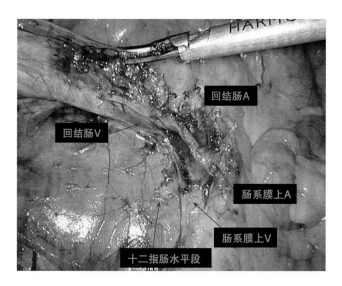

图6-10　解剖暴露回结肠血管

主刀的技术要点：显露肠系膜上静脉时主刀左手用分离钳撑开血管鞘，右手超声刀非工作刀头插入血管鞘内由下而上逐步剪开，注意避免工作刀头接触血管造成静脉破裂及术后静脉血栓或血管瘤形成（图6-11）。显露回结肠动静脉根部时灵活运用超声刀剪、分、戳等手法（图6-12）。

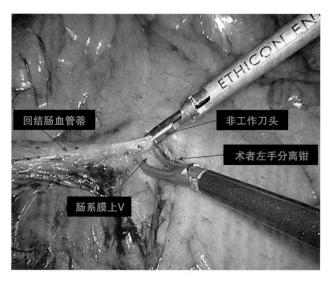

图6-11　打开肠系膜上静脉血管鞘

助手的技术要点：游离回结肠血管根部汇入肠系膜上静脉处时，助手右手抓钳牵拉血管蒂系膜张力要适中，避免交汇处撕裂止血困难。

持镜手的技术要点：持镜手保持将肠系膜上静脉置于垂直，将主刀的操作重点置于画面中央，在主刀游

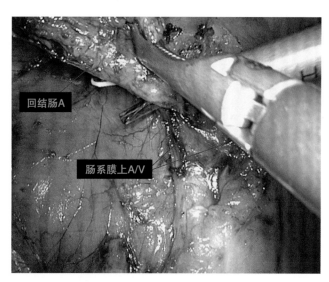

图6-12　超声刀分、戳游离回结肠血管

离回结肠动静脉时根据需要合理变化30°腹腔镜观察角度，做到多角度直视观察，避免根部游离时损伤肠系膜上静脉。

（3）继续扩展右结肠后间隙：回结肠血管蒂起源处通常位于十二指肠水平段前方，回结肠血管结扎完成后，继续向头侧在Toldt间隙中游离，尽量展开层面，内侧至肠系膜上静脉右侧，外侧至升结肠及肝曲后方，向上可逐渐暴露十二指肠降段、胰腺钩突和胰头。因为右结肠血管在结肠系膜后方更易发现，故可以按照后方指引前方的顺序，沿系膜后面暴露的右结肠静脉向中线侧追寻定位胃结肠静脉干。另外，以胰腺和肠系膜上静脉为解剖标志也可定位右结肠血管和胃结肠静脉干。前方由尾侧向头侧继续裸化肠系膜上静脉右侧及表面（图6-13）。

主刀的技术要点：左手钳进入Toldt间隙内向上

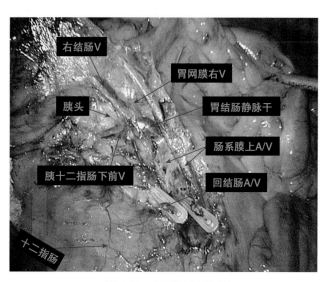

图6-13　显露胃结肠干

挑起结肠系膜,帮助助手保持结肠系膜张力,充分显露肠系膜和肾前筋膜之间的"融合白线",这是辨别正确层面的标志(图6-14)。右手超声刀运用钝性及锐性分离相结合钝性为主的方法游离,游离时要注意保持结肠系膜及肾前筋膜的光滑和完整。由于胰腺表面血管网丰富,极易出血,在游离胰头表面时,应特别注意保持胰前筋膜完整,在正确层面轻柔操作(图6-13)。

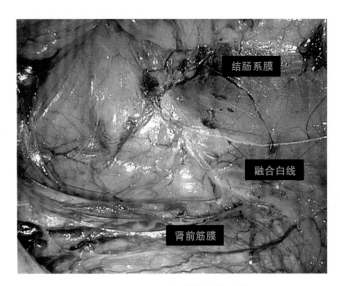

图6-14 Toldt间隙的融合白线

助手的技术要点:此时助手左手肠钳仍然向头侧并腹侧牵拉中结肠血管蒂,右手抓钳向腹侧牵拉张紧结肠系膜,充分暴露Toldt间隙并持续保持张力(图6-15)。

持镜手的技术要点:此时灵活观察,以肠系膜上静脉、胰头、十二指肠水平段为参照物,并将其放置水平

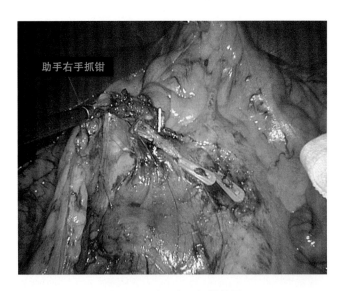

图6-15 助手右手抓钳位置

(图6-13)。

(4)处理右结肠血管并清扫淋巴结:右结肠动脉的出现率报道不一,以肠系膜上静脉为解剖标志,沿肠系膜上静脉向头侧追踪可帮助定位,于根部离断右结肠动脉(图6-16)。胃结肠静脉干位于胰头前方,汇入肠系膜上静脉,其属支构成复杂,最常见的形式是"右结肠静脉+胃网膜右静脉+胰十二指肠上前静脉"。沿胃结肠静脉干向右上1～2cm可发现其属支汇合处,于此处离断右结肠静脉,注意保护胰十二指肠上前静脉(图6-17)。

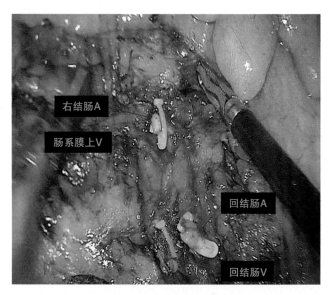

图6-16 离断右结肠动脉

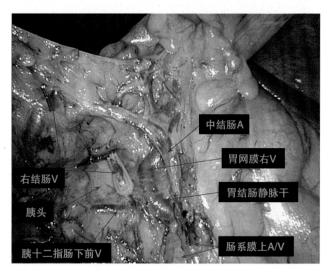

图6-17 离断右结肠静脉

主刀的技术要点:腹腔镜下定位胃结肠干有两种方法:一是在Toldt间隙中游离的过程中通常可以从抬起的结肠系膜中看到右结肠静脉,向中线侧追踪至肠系膜上静脉可定位胃结肠干;二是向头侧裸化肠系膜

上静脉,在胰腺下缘及距胰腺下缘向头侧2cm的范围内可发现胃结肠静脉干在右侧或右前侧汇入肠系膜上静脉。

助手的技术要点:因为胃结肠静脉干汇入肠系膜上静脉处也是容易撕裂的地方,而且损伤后止血难度大,所以游离胃结肠干时助手右手抓钳牵拉肠系膜力量要适中。

持镜手的技术要点:持镜手以肠系膜上静脉作为参照,在主刀游离胃结肠干时根据需要合理变化30°腹腔镜观察角度,做到多角度直视观察,避免根部游离时损伤肠系膜上静脉。

(5)处理中结肠血管并清扫淋巴结:张紧中结肠血管蒂,以胰颈及肠系膜上静脉为标志,于根部解剖中结肠血管(图6-18)。若行根治性扩大右半结肠切除时,由根部离断结肠中动静脉,并清扫周围淋巴结。标准右半结肠切除时,沿中结肠血管根部向肠侧游离至发出左右分支,从根部离断中结肠动静脉右支并清扫周围淋巴结(图6-19)。处理中结肠血管后顺势沿胰腺表面向两侧切开横结肠系膜,进入小网膜囊,暴露胃后壁。

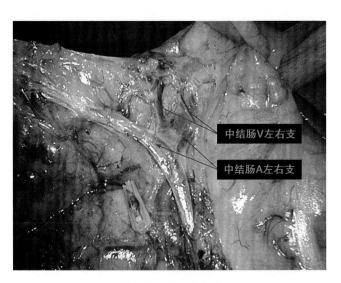

图6-18 中结肠血管

主刀的技术要点:解剖中结肠血管的关键技巧是张紧中结肠血管蒂,切开横结肠及小肠系膜根交界处腹膜,先于左侧进入小网膜囊,使中结肠血管蒂游离、容易控制。再以肠系膜上静脉及胰颈下缘为标志,逐步解剖、显露中结肠血管根部,在由下而上的游离过程中,首先显露的是中结肠动脉,中结肠静脉在头侧与其伴行,容易损伤出血,动脉解剖时采用鞘内游离可有效避免静脉损伤出血。血管骨骼化也是进行D3淋巴清扫的技术保障。

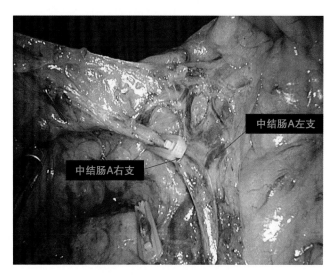

图6-19 结扎中结肠动脉右支

助手的技术要点:助手左手继续用肠钳向头侧并腹侧牵拉中结肠血管蒂,使中结肠血管接近垂直,右手抓钳于中结肠血管蒂右侧牵拉横结肠系膜,将横结肠系膜展平拉紧,充分暴露中结肠血管的走行方向(图6-20)。

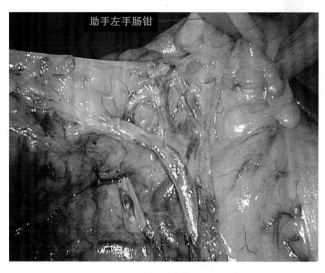

图6-20 助手张紧横结肠系膜

持镜手的技术要点:此时持镜手将上腹部作为观察重点,注意以肝脏或胰腺为参照物,保持术野水平。

(6)处理胃网膜右动静脉并清扫幽门下淋巴结:行扩大右半结肠切除时,需解剖离断胃网膜右动静脉。胃网膜右静脉多与右结肠静脉及胰十二指肠上前静脉汇成胃结肠干,分离开结肠系膜与胃系膜之间的融合间隙后,暴露胃网膜右静脉,根部离断。由胰头下缘过渡到胰头表面,向右前方小心解剖出胃网膜右动脉并向近心端游离,于幽门下方胃十二指肠动脉起源处离断,同时清扫周围淋巴结(图6-21)。

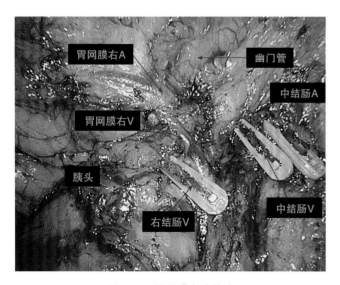

图 6-21　胃网膜右动静脉

主刀技术要点：胃网膜右静脉多与右结肠静脉及胰十二指肠上前静脉汇成胃结肠静脉干，在显露胃结肠静脉干时已经可以看到胃网膜右静脉根部，但由于结肠系膜覆盖于胃系膜上，致使中结肠血管多位于胃网膜右静脉浅面，需离断中结肠血管后继续分离开结肠系膜与胃系膜之间的融合间隙，才能较好地暴露胃网膜右静脉，方便于根部离断。动脉根部多位于静脉右上方的胰头上缘处，因此以胃网膜右静脉为标志，由胰头下缘过渡到胰头表面寻找胃网膜右动脉。解剖暴露胃网膜右静脉后沿胰颈下缘过渡至胰头表面，此时主刀要注意辨认胰腺，认准胰前间隙，逐步向十二指肠及胃窦方向解剖，避免切入胰腺组织内引起出血或胰瘘。

助手的技术要点：助手左右手在胃网膜血管两侧将横结肠系膜向左上方牵拉，张紧胃网膜血管，方便主刀辨认胰腺层次及进行血管根部游离（图 6-22）。

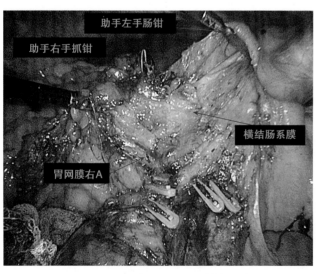

图 6-22　助手牵拉显露胃网膜右血管

持镜手的技术要点：以胰腺为参照物，保持胰腺水平，将胰颈部及幽门下区置于术野中央。

2. 右半结肠周围游离　以回盲部为标志，寻找小肠系膜根部在右髂窝内附着处。于菲薄处切开小肠系膜，与前述右结肠后间隙贯通（图 6-23）。向左上腹游离小肠系膜至十二指肠下缘，方便小肠取出切口（图 6-24）。由回盲部开始切开结肠系膜与腹膜愈着形成的"黄白交界线"直至肝曲（图 6-25）。同时紧贴升结肠及其系膜背侧表面向头侧及中线侧游离，使其与前述右结肠后间隙完全贯通。

主刀的技术要点：结肠周围游离的关键在于维持正确的解剖层面，做到完整系膜切除。在游离右半结肠外侧的过程中，主刀的左手用肠钳协助助手将回盲部及升结肠向患者的头侧左上方牵拉，持续保持升结肠外侧系膜与腹膜之间以及升结肠后间隙的良好张

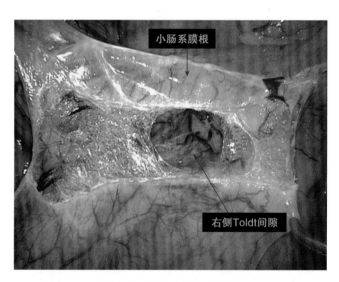

图 6-23　剪开小肠系膜根部

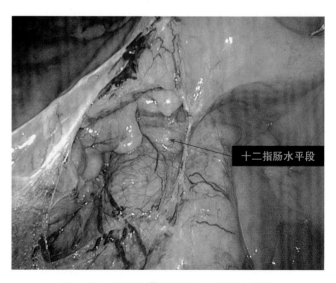

图 6-24　小肠系膜剪开至十二指肠水平段

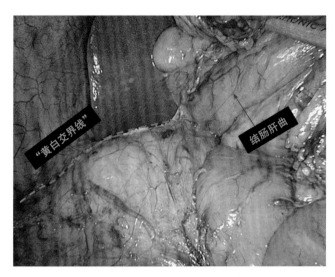

图 6-25　游离外侧至结肠肝曲

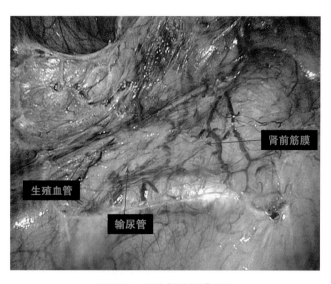

图 6-27　保持肾前筋膜完整

力,使游离快速、准确。但牵拉过程中要注意用力均匀适中,找准 Toldt 间隙的融合白线(图 6-26),保持结肠系膜及肾前筋膜光滑完整,避免腹膜后的结构被牵起而破坏肾前筋膜、损伤右侧输尿管及肾脏(图6-27)。

　　助手的技术要点:游离小肠系膜时,助手右手使用抓钳抓住阑尾或盲肠(图 6-28),左手用肠钳抓持小肠系膜(图 6-29),使回肠末端系膜向头侧并腹侧张紧(图 6-30)。游离升结肠外侧时,双手将回盲部及升结肠向患者的左上方翻转牵拉,持续保持良好张力(图 6-31)。

　　持镜手的技术要点:以后腹膜为参照物,保持术野水平,将"融合白线"置于术野中央。

　　3. 游离结肠肝曲　若行标准右半结肠根治性切除术,则于胃大弯侧中点血管弓外无血管区剪开胃结

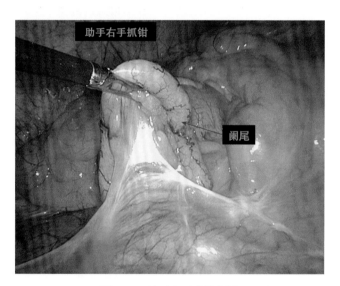

图 6-28　助手右手牵拉阑尾

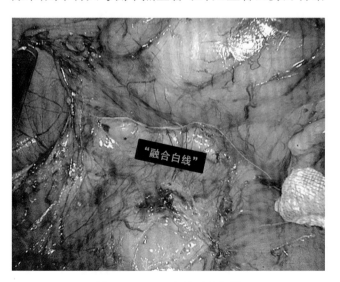

图 6-26　Toldt 间隙融合白线

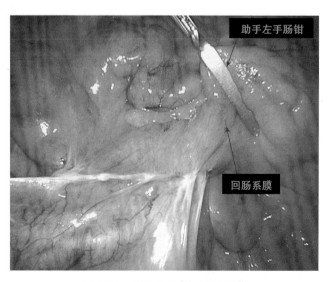

图 6-29　助手左手牵拉回肠系膜

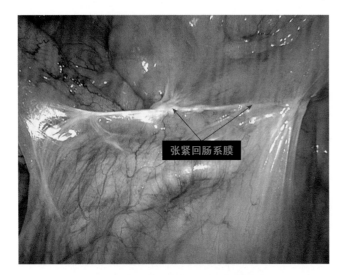

图 6-30 小肠系膜向头侧并腹侧张紧

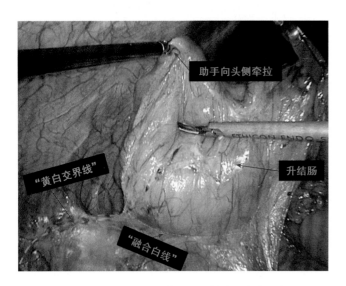

图 6-31 小肠系膜向头侧并腹侧张紧

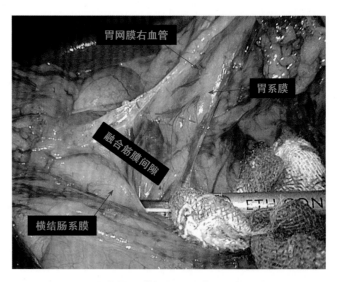

图 6-32 分离胃系膜与结肠系膜之间的融合间隙

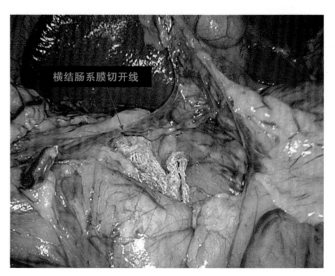

图 6-33 剪开横结肠系膜与横结肠后间隙会师

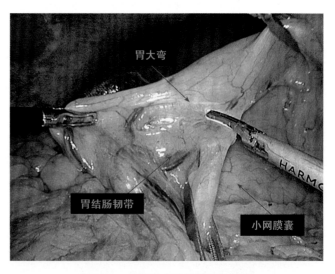

图 6-34 血管弓内剪开胃结肠韧带

肠韧带，进入小网膜囊。向右侧继续切断胃结肠韧带，沿胃系膜及结肠系膜之间的融合间隙将二者分开，注意保护胃网膜右血管（图 6-32）。于横结肠中段处剪开横结肠系膜，此时向下翻转横结肠，可见横结肠后间隙和前面解剖的右结肠后间隙在胰腺前方处贯通（图6-33）。继续向右侧延长切口直至离断肝结肠韧带与外侧切口会师。

　　若行扩大右半结肠根治性切除术，则紧贴胃大弯胃网膜血管弓内的无血管区切开胃结肠韧带，进入小网膜囊（图 6-34）。分开横结肠系膜与胃后壁的粘连，向右侧切断走向胃大弯的胃网膜血管诸分支，清除幽门下淋巴结。此时向下翻转横结肠，可见横结肠后间隙和前面解剖的右结肠后间隙在胰腺前方处贯通（图6-35）。继续向右侧延长切口直至离断肝结肠韧带与外侧切口会师。

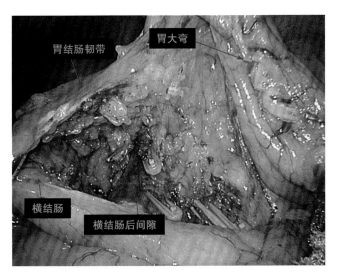

图 6-35 间隙会师

主刀的技术要点:行标准根治性右半结肠切除时剪开胃结肠韧带进入小网膜囊后,准确找到胃系膜与结肠系膜之间的融合间隙并将其分开是这一步骤的难点。此时需助手向头侧并腹侧牵拉胃窦后壁及幽门部系膜,主刀左手钳向尾侧牵拉结肠系膜形成张力,超声刀用拨的手法钝性游离,分开胃系膜与结肠系膜之间的融合间隙。剪开横结肠系膜后要尽快与前面解剖的右结肠后间隙会师,以后方间隙为指引达到事半功倍的效果。腹腔内的游离结束后,主刀用带锁的抓钳控制盲肠,方便开腹后取出标本。

助手的技术要点:剪开胃结肠韧带时双手抓住胃体及胃窦前壁与主刀左手钳形成张力,展平胃结肠韧带(图 6-36)。主刀寻找并分离胃系膜与结肠系膜之间的融合间隙时,助手左手肠钳夹住胃窦部前后壁向左上方牵拉,右手抓钳根据主刀要求牵拉幽门部胃系

膜,和主刀配合保持良好张力(图 6-37)。

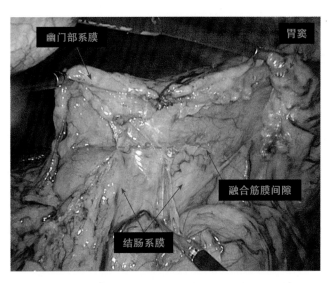

图 6-37 分离胃系膜与结肠系膜时助手的牵拉方法

持镜手的技术要点:持镜手将上腹部作为观察重点,注意以肝脏或胰腺为参照物,保持术野水平。此时的操作以网膜切割为主,超声刀激发形成的水雾多,且无太多细节操作,持镜手要注意适当退镜观察,保持镜面清晰。

4. 标本取出及肠切除吻合 取上腹部正中长约 5cm 切口。用保护套保护腹壁切口全层,在抓钳的引导下先取出回盲部肠管,后逐渐将升结肠、肝曲、横结肠及网膜取出(图 6-38)。预定切除线位于横结肠中段或横结肠距肿瘤 10cm 以上肠段和回肠末端 10cm 处。将预切除线近端小肠及远端横结肠肠壁靠拢,游离肠系膜后根据术者习惯行肠管端端、端侧或侧侧吻

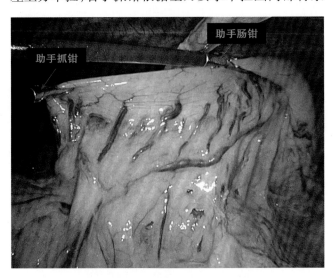

图 6-36 剪开大网膜时助手的牵拉方法

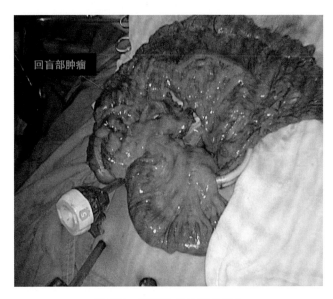

图 6-38 取出体外的手术标本

合,间断浆肌层加固吻合口。检查无活动性出血,肠管血运良好,间断缝合关闭结肠和小肠系膜后,将吻合部位肠管送回腹腔,覆盖于腹后壁创面上。

(1)端端吻合:钳夹,剪断、结扎预切除肠管的系膜,裸化双侧切除线肠管约2cm,同时在该肠段上下各置肠钳控制后切断,移除标本;消毒清洗两断端,可吸收线间断全层缝合双侧肠管断端,并浆膜层加固。

(2)端侧吻合:钳夹,剪断、结扎预切除肠管的系膜,裸化预切除回肠肠管约2cm,肠钳、荷包钳控制肠管后切断回肠,根据肠管大小置入管状吻合器抵钉座,形成待吻合状态(图6-39)。在预吻合横结肠近端5cm处切开横结肠对系膜缘肠壁置入管状吻合器,调节旋钮伸出中心杆,在待吻合横结肠对系膜缘处穿透肠壁至中心杆橘黄色标志完全伸出(图6-40)。将回肠残端抵钉座与吻合器中心杆对接锁定,完成吻合后退出

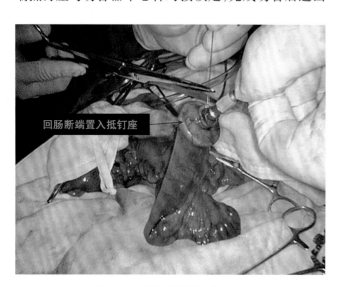

图6-39 回肠断端置入抵钉座

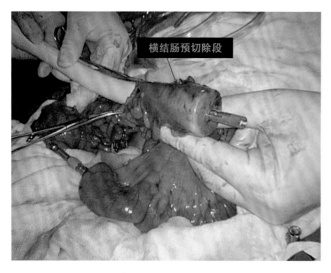

图6-40 横结肠切除段置入管状吻合器

吻合器,检查吻合口是否通畅及有无出血。在吻合口近端3cm处用直线切割闭合器切断横结肠,并移除标本(图6-41)。

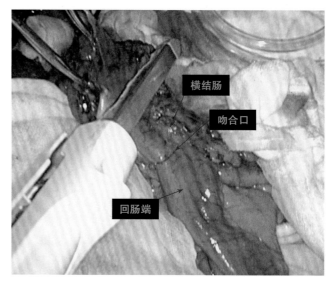

图6-41 切除标本

(3)侧侧吻合:钳夹,剪断、结扎预切除肠管的系膜。将预吻合横结肠及回肠靠拢,在其对系膜缘切开各自肠壁,置入直线切割闭合器,将各自肠管对系膜缘进行侧侧吻合。退出切割闭合器后检查吻合口两侧肠管是否通畅,吻合口有无活动性出血。再次用直线切割闭合器切除手术标本(图6-42)。

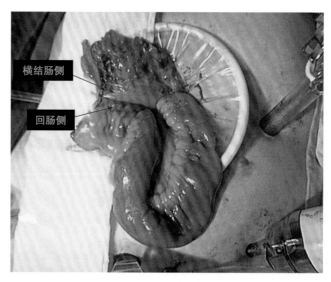

图6-42 侧侧吻合

5. 检查清理术野 关闭辅助切口后再次建立气腹,理顺肠管,防止扭曲、内疝等。冲洗腹腔,检查术野无活动性出血。于肝肾隐窝放置引流管(图6-43,6-44)。

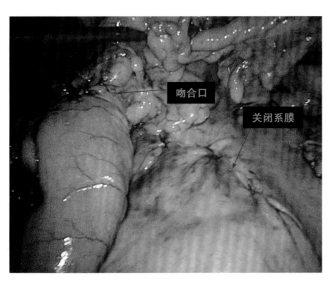

图 6-43 检查吻合口及系膜关闭情况

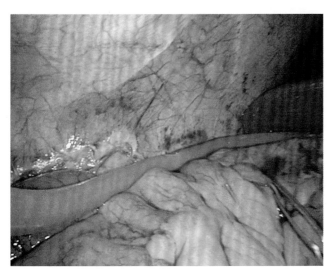

图 6-44 肝肾隐窝放置引流管

（李国新）

参 考 文 献

1. Lee SD, Lim SB. D3 lymphadenectomy using a medial to lateral approach for curable right-sided colon cancer. Int J Colorectal Dis, 2009, 24(3): 29

2. Voidglio EJ, Boutillier du Retail C, Neidhardt JPH, et al. Gastrocolic vein. Definition and report of two cases of avulsion. Surg Radiol Anat, 1998, 20: 197-201

3. Bokey EL, Chapuis PH, Dent OF, et al. Surgical technique and survival in patients having a curative resection for colon cancer. Dis Colon Rectum, 2003, 46: 860-866

4. 李国新, 赵丽瑛. 腹腔镜结直肠癌根治术的解剖学概要. 中国实用外科杂志, 2011, 31(09): 844-848

5. West NP, Hohenberger W, Weber K, et al. Complete mesocolic excision with central vascular ligation produces an oncologically superior specimen compared with standard surgery for carcinoma of the colon. J Clin Oncol, 2010, 28: 272-278

6. Liang JT, Lai HS, Huang KC, et al. Comparison of medial-to-lateral versus traditional lateral-to-medial laparoscopic dissection sequences for resection of rectosigmoid cancers: randomized controlled clinical trial. World J Surg, 2003, 27: 190-196

7. 池畔, 林惠铭, 陈燕昌, 等. 手助腹腔镜扩大右半结肠切除血管骨骼化淋巴清扫术. 中华胃肠外科杂志, 2005, 8(05): 410-412

8. Poon JTC, Law WL, et al. Impact of the Standardized Medial-to-Lateral Approach on Outcome of Laparoscopic Colorectal Resection. World Journal of Surgery, 2009, 33(10): 2177-2182

9. 赵丽瑛, 李国新, 张策, 等. 腹腔镜下右半结肠血管解剖及血管并发症分析. 中华胃肠外科杂志, 2012, 15(04): 17-22

10. Hasegawa S, Kawamura J, Nagayama S, et al. Medially approached radical lymph node dissection along the surgical trunk for advanced right-sided colon cancers. Surg Endosc, 2007, 21: 1657

11. 赵丽瑛, 张策, 李国新. 胃结肠静脉干解剖学研究的系统评价及其临床意义. 中国实用外科杂志, 2012, 32(9): 753-757

12. Ichihara T, Takada M, Fukumoto S, et al. Lymphadenectomy along the middle colic artery in laparoscopic resection of transverse colon. Hepatogastroenterology, 2004, 51: 455-456

13. Toyota S, Ohta H, Anazawa S. Rationale for extent of lymph node dissection for right colon cancer. Dis Colon Rectum, 1995, 38: 705-711

14. 池畔. 腹腔镜辅助根治性右半结肠切除术式及其评价. 外科理论与实践, 2006, 11(5): 377-399

15. 丁卫星. 腹腔镜下右半结肠切除术适应证选择和规范实施. 中国实用外科杂志, 2011, 31(6): 536-540

16. 李国新, 赵丽瑛. 腹腔镜中间入路扩大右半结肠癌 D3 根治术. 中华消化外科杂志, 2012, 11(3): 200-203

17. 中国抗癌协会大肠癌专业委员会腹腔镜外科学组, 中华医学会外科分会腹腔镜与内镜外科学组. 腹腔镜结肠直肠癌根治手术操作指南（2006 版）. 外科理论与实践, 2006, 11(5): 462-465

18. 林锋, 李勇. 腹腔镜右半结肠癌根治术. 中国实用外科杂志, 2011, 31(9): 861-866

第七章

腹腔镜根治性横结肠切除术

一、适应证

适用于横结肠中部癌。

二、禁忌证

1. 肿瘤直径>6cm 和(或)周围组织广泛浸润。
2. 腹腔严重粘连。
3. 横结肠癌的急诊手术(如急性肠梗阻、穿孔等)。
4. 全身情况不良,虽经术前治疗仍不能纠正者。
5. 有严重心脏、肝、肾疾患不能耐受手术者。
6. 重度肥胖。

三、术前准备

1. 肠道准备　术前 1 天流质饮食,术前 1 天口服泻药。
2. 纠正低蛋白血症和贫血　血红蛋白<90.0g/L 者,应纠正至≥90.0g/L;血白蛋白<30.0g/L 者,应纠正至≥30.0g/L,必要时,术前一周内加用肠外营养。
3. 手术麻醉后,留置胃管与气囊导尿管,术前 1/2 小时经静脉给予 1 个剂量抗生素预防感染。

四、麻醉

气管插管全身麻醉,或硬膜外麻醉加气管插管全身麻醉。

五、体位

患者仰卧、分腿位,双上肢内收(以便主刀及助手站位)。手术开始后体位调整至头高足低体位。术者位于患者左侧;持镜手位于患者两腿之间;助手位于患者右侧;台上护士位于患者左侧紧邻术者(图 7-1)。

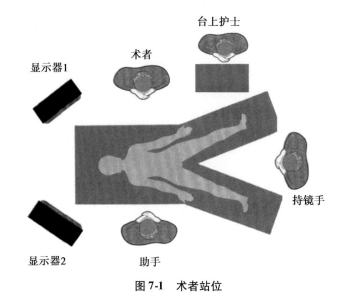

图 7-1　术者站位

六、套管放置

采用五孔法。即在脐下缘放置直径 10 ~ 12mm 套管,充气后置入 30°腹腔镜作为观察孔,左锁骨中线肋缘下约 3 ~ 5cm 处置入 12mm 套管为术者主操作孔,左锁骨中线脐下 1 ~ 2cm 水平置入 5mm 套管为术者副操作孔;右侧对称点分别置入 5mm 套管为助手操作孔,腹腔操作结束后根据肿瘤大小取上腹部正中切口作为标本取出口(图 7-2)。

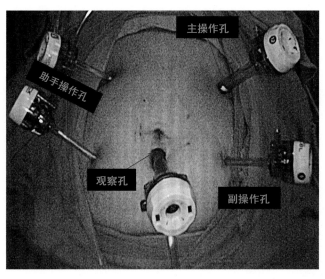

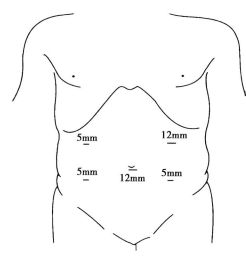

图 7-2　套管放置

七、手术切除范围(图7-3)

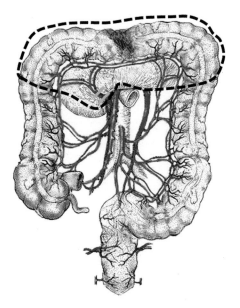

图 7-3　手术切除范围

八、手术步骤

1. 分离胃系膜及横结肠系膜　于胃大弯侧中点血管弓外无血管区剪开胃结肠韧带,进入小网膜囊(图7-4)。向右侧继续切断胃结肠韧带,沿胃系膜及结肠系膜之间的融合间隙将二者分开(图7-5),直至十二指肠降段外侧,充分暴露胰头、十二指肠降段(图7-6)。于胰颈下缘解剖出肠系膜上静脉外科干、胃结肠静脉干及其属支(胃网膜右静脉、右结肠静脉和胰十二指肠上前静脉)、中结肠静脉。于右结肠静脉根部夹闭、切断血管(图7-7)。继续向右侧剪开肝结肠韧带

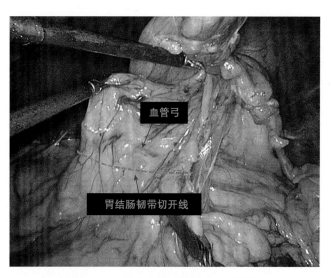

图 7-4　切开胃结肠韧带进入小网膜囊

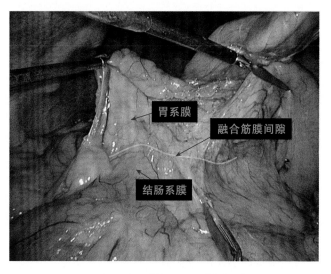

图 7-5　分开胃系膜与结肠系膜间融合间隙

及膈结肠韧带至升结肠中上段,游离升结肠中上段外侧及背侧,完全游离结肠肝曲。注意保持结肠系膜与肾前筋膜完整(图7-8)。

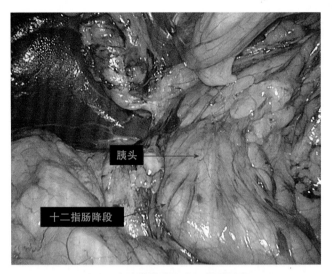

图7-6　显露胰头和十二指肠降段

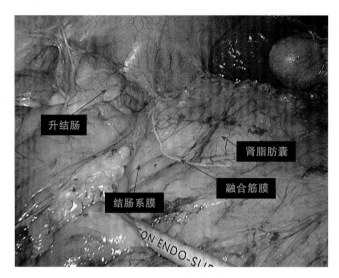

图7-8　游离结肠肝曲

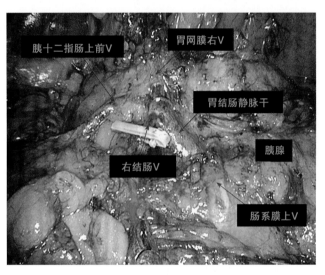

图7-7　处理右结肠静脉

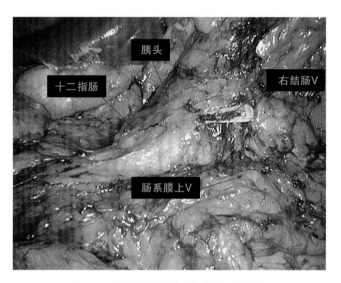

图7-9　横结肠系膜与胃系膜间的游离

主刀的技术要点:根治性横结肠切除术的难点和要点是中结肠血管根部的淋巴结清扫,而该区域恰好是胃背系膜与横结肠系膜融合之处,该层面与十二指肠、胰腺、肠系膜上静脉外科干、胃结肠静脉干及其属支(胃网膜右静脉、右结肠静脉和胰十二指肠上前静脉)等重要结构相毗邻(图7-9)。因此先分离胃系膜和横结肠系膜,充分显露上述结构并加以保护,使中结肠血管根部淋巴结清扫安全便利。该步骤关键有三:①找准入路切开线,即横结肠系膜前叶和胃窦后壁的愈着线(图7-5);②维持正确的解剖层面,保持胃系膜和横结肠系膜光滑完整;③解剖层面扩展到位,直至充分显露上述结构。游离结束后放置腔镜纱布于十二指

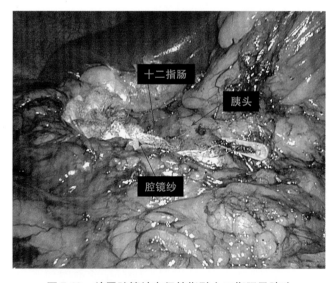

图7-10　放置腔镜纱布保护指引十二指肠及胰头

肠与胰头表面,起到保护及指引的作用(图7-10)。

助手的技术要点:切开胃结肠韧带时提起胃体及胃窦前壁,与主刀左手钳对牵形成张力,展平胃结肠韧带(图7-11)。主刀寻找分离胃系膜与结肠系膜之间的融合间隙时,助手左手肠钳夹住胃窦后壁向左上方牵拉,右手抓钳根据主刀要求牵拉幽门部胃系膜,和主刀配合保持良好张力(图7-12)。

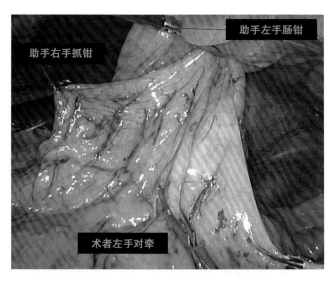

图 7-11　剪开胃结肠韧带时助手的牵拉

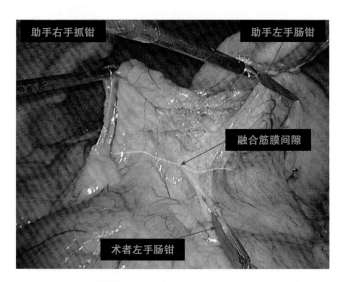

图 7-12　分离胃系膜和结肠系膜之间时的助手牵拉

持镜手的技术要点:持镜手将上腹部作为观察重点,注意以肝脏或胰腺为参照物,保持术野水平。此时的操作以系膜切割为主,超声刀激发形成的水雾多,且无太多细节操作,持镜手要注意适当退镜观察,保持镜面清晰。

2. 中结肠血管根部淋巴结清扫

(1) 以十二指肠水平段为指引切开横结肠系膜并向右侧扩展:患者处于头高足低位,将小肠移至下腹

部。助手向头侧上方张紧横结肠系膜,于结肠系膜右侧菲薄处可见十二指肠水平段(图7-13)。以此为标记在十二指肠表面切开结肠系膜,可见之前覆盖于十二指肠降段及胰头的腔镜纱布(图7-14)。向右侧水平切开结肠系膜至十二指肠降段外侧。

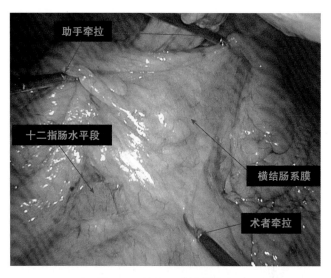

图 7-13　结肠系膜切开标志

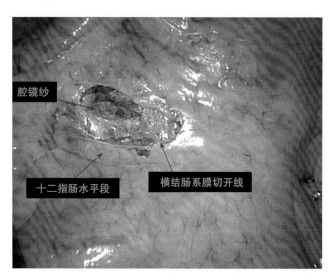

图 7-14　切开结肠系膜与上方间隙会师

主刀的技术要点:主刀左手肠钳于胰腺下缘肠系膜处向尾侧与助手对抗牵引结肠系膜,可以使十二指肠水平段及胰腺显露更加清楚并更好地保持张力(图7-13)。切开结肠系膜后以覆盖在十二指肠表面的腔镜纱布为指引尽快与上方间隙会师并向右侧切开结肠系膜,使中结肠血管蒂游离、可控。

助手的技术要点:助手双手钳的主要工作是将横结肠中段系膜展平向头侧并腹侧牵拉帮助主刀辨认十二指肠水平段及胰腺下缘。此时建议助手左手肠钳牵拉中结肠血管蒂,右手抓钳在中结肠血管蒂右侧灵活

变化牵拉,为主刀切开扩展结肠系膜窗创造良好的张力(图7-13)。

　　持镜手的技术要点:以上腹部作为观察重点,将十二指肠水平段及胰腺放平。

　　(2)处理中结肠血管蒂并清扫淋巴结:向左侧剪开横结肠系膜时需根据已显露的胰头及胰颈部为指引仔细辨认胰腺下缘及肠系膜上静脉。在胰腺下缘水平薄层切开横结肠系膜后叶,并向胰腺尾侧扩展系膜窗口(图7-15)。从胰头水平开始向左侧分离横结肠系膜,部分患者可于胰头下缘结肠系膜中分离出右结肠动脉(部分患者缺如),清扫其周围淋巴结后夹闭、离断(图7-16)。继续沿胰腺下缘向左侧游离,以胰颈、肠系膜上静脉为指引可游离出二者附近的中结肠动静脉,根部清扫淋巴结后夹闭、离断(图7-17,7-18)。离断中结肠血管后沿胰腺下缘水平向胰尾剪开横结肠系膜(图7-19)。

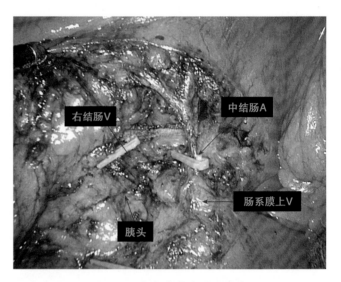

图7-17　根部离断中结肠动脉

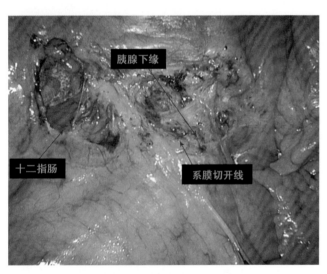

图7-15　向胰尾扩展横结肠系膜

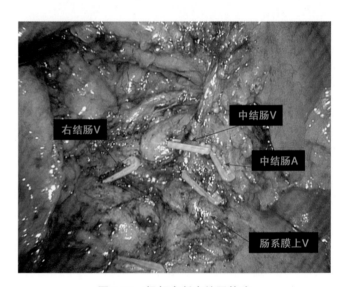

图7-18　根部离断中结肠静脉

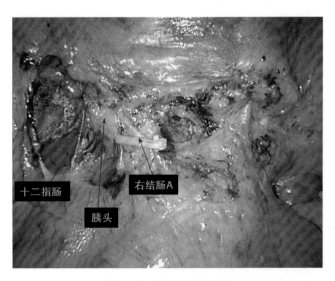

图7-16　离断右结肠动脉

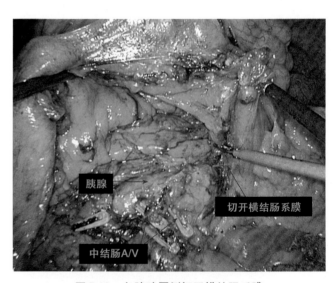

图7-19　向胰腺尾侧切开横结肠系膜

主刀的技术要点:虽然胃系膜、横结肠系膜游离后,十二指肠、胰腺、肠系膜上静脉等重要解剖标志已显露,提高了处理中结肠血管的安全性,但 D3 淋巴清扫仍是腹腔镜横结肠根治性切除的难点。其操作要点主要有三:①薄层剪开横结肠系膜后叶,显露系膜中各血管;②在胰腺下缘游离横结肠系膜;③以肠系膜上静脉为指引游离中结肠动静脉根部。超声刀切开肠系膜上静脉、中结肠血管表面组织时,建议主刀左手运用分离钳分开、挑起血管鞘,超声刀非工作刀头插入血管鞘内剪开血管鞘,避免损伤血管(图 7-20)。处理完中结肠血管后继续向左侧剪断横结肠系膜时,需仔细辨认胰腺下缘,避免损伤胰腺。

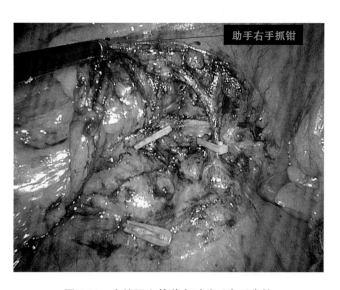

图 7-21 中结肠血管游离时助手右手牵拉

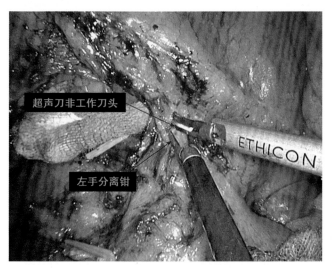

图 7-20 超声刀剪开中结肠动脉血管鞘

助手的技术要点:将横结肠中段系膜展平向头侧并腹侧牵拉帮助主刀辨认胰腺下缘及肠系膜上静脉走行。当主刀剪开中结肠血管鞘后,助手左手肠钳向左上方牵拉中结肠血管蒂,右手抓钳将中结肠血管右侧的横结肠系膜向右侧并腹侧牵拉,以暴露术野、保持张力,便于主刀清扫中结肠血管根部淋巴结(图 7-21)。主刀向胰腺尾侧剪开横结肠系膜时,助手左手肠钳夹住待剪开处的横结肠系膜保持其与胰腺之间的张力,右手抓钳帮助展开小网膜囊内空间作为指引(图7-22)。

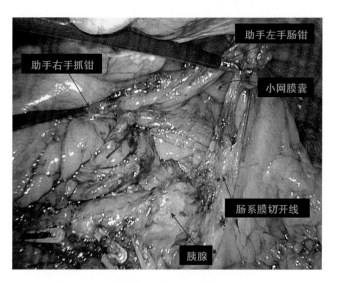

图 7-22 向胰尾剪开横结肠系膜时的助手牵拉

持镜手的技术要点:肠系膜上静脉、中结肠血管的游离动作较为精细,除保证胰腺水平外,持镜手应采用近距离观察,适当放大观察目标,帮助主刀辨认血管,防止损伤。

3. 游离结肠脾曲 于胃结肠韧带切开处沿胃大弯胃网膜血管弓外向左侧继续剪开胃结肠韧带(图7-23)。到胰尾水平后继续向左侧离断胃结肠韧带及脾

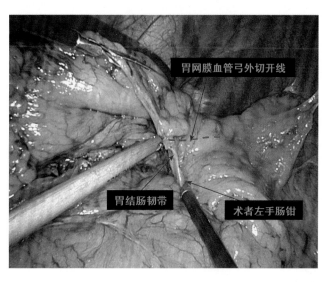

图 7-23 游离左侧胃结肠韧带

结肠韧带(图7-24)。向右下方翻转结肠脾曲,游离降结肠中上段外侧及背侧,注意保持结肠系膜与左肾前筋膜完整,完全游离结肠脾曲(图7-25)。

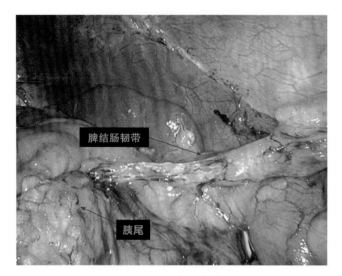

图7-24 游离脾结肠韧带

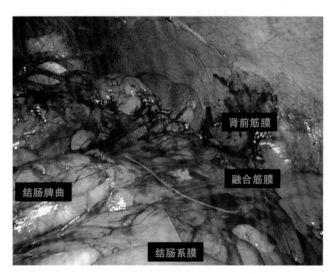

图7-25 游离降结肠中上段背侧及外侧

主刀的技术要点:术者移至患者右侧,左手用肠钳夹持胃结肠韧带结肠侧向尾侧牵引,边切边张紧,可做到切割速度快且层次准确(图7-23)。剪开胃结肠韧带至胰尾时要仔细辨认胃网膜左血管,在其尾侧剪开胃结肠韧带及脾结肠韧带,避免损伤(图7-26)。游离脾曲时注意张力适中,避免脾下极出血。此步骤若助手操作熟练,可由助手用超声刀操作。

助手的技术要点:助手右手用肠钳夹持胃大弯向头侧牵引形成张力,左手根据主刀需要灵活变化牵拉部位及方向。

持镜手的技术要点:持镜手将上腹部作为观察重点,以肝脏为参照物,保持术野水平。此时的操作以网

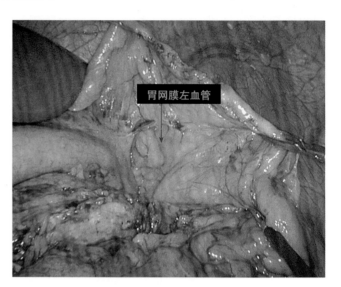

图7-26 辨认胃网膜左血管

膜切割为主,超声刀激发形成的水雾多,细节操作少,持镜手要注意适当退镜观察,保持镜面清晰。

4. 标本取出及肠切除、吻合 根据肿瘤位置取上腹部切口长约5cm。用保护套保护腹壁切口全层,将已完全游离的肠管取出,体外仔细辨认中结肠血管蒂根部,预定切除线位于横结肠肿瘤两侧10cm以上(图7-27)。游离系膜、裸化肠管后移除标本,将近端及远端待吻合肠管靠拢,行肠管端端、端侧或侧侧吻合。检查无活动性出血,肠管血运良好后,将吻合部位肠管还纳腹腔。

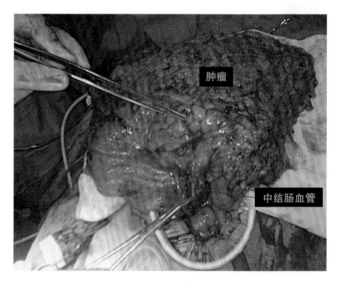

图7-27 取出标本

5. 检查清理术野 关闭辅助切口后再次建立气腹,理顺肠管,防止扭曲、内疝等。冲洗腹腔,检查术野无活动性出血。于肝肾隐窝放置引流管。

(李国新)

参 考 文 献

1. Zmora O, Bar-Dayan A, Khaikin M, et al. Laparoscopic colectomy for transverse colon carcinoma. Tech Coloproctol, 2010, 14(1): 25-30

2. Akiyoshi T, Kuroyanagi H, Fujimoto Y, et al. Short-term outcomes of laparoscopic colectomy for transverse colon cancer. J Gastrointest Surg, 2010, 14(5): 818-823

3. Takakura Y, Okajima M, Yoshimitsu M, et al. Hybrid hand-assisted colectomy for transverse colon cancer: a useful technique for non-expert laparoscopic surgeons. World J Surg, 2009, 33(12): 2683-2687

4. 中国抗癌协会大肠癌专业委员会腹腔镜外科学组, 中华医学会外科分会腹腔镜与内镜外科学组. 腹腔镜结肠直肠癌根治手术操作指南(2006 版). 外科理论与实践, 2006, 11(5): 462-465

第八章

腹腔镜根治性（扩大）左半结肠切除术

一、适 应 证

适用于结肠脾曲、降结肠和乙状结肠癌。

二、禁 忌 证

1. 肿瘤直径>6 cm 和（或）周围组织广泛浸润。
2. 左半结肠癌的急诊手术（如急性肠梗阻、穿孔等）。
3. 腹腔严重粘连。
4. 重度肥胖。
5. 全身情况不良,虽经术前治疗仍不能纠正者。
6. 有严重心脏、肝、肾疾患不能耐受手术者。

三、术 前 准 备

1. 肠道准备 术前 1 天流质饮食,术前晚口服泻药;术晨大便未排净者,加用清洁洗肠。
2. 纠正低蛋白血症和贫血 血红蛋白<90.0g/L 者,应纠正至≥90.0g/L;血白蛋白<30.0g/L 者,应纠正至≥30.0g/L,必要时,术前一周内加用肠外营养。
3. 患者如有泌尿系症状,应行膀胱镜检或泌尿道造影检查,了解肿瘤是否侵犯泌尿道。必要时留置输尿管插管,便于术中辨认输尿管。
4. 术晨避免使用阿托品。在手术麻醉状态下,留置胃管与气囊导尿管,术前 1/2 小时经静脉给予 1 个剂量抗生素预防感染。

四、麻 醉

气管插管全身麻醉,硬膜外麻醉加气管插管全身麻醉。

五、体 位

肿瘤位于结肠脾曲、降结肠中上段时可采用平卧、分腿位,右上肢内收(以便主刀手术),左上肢据需要内收或外展,手术开始后体位调整至头低脚高 30°。

肿瘤位于降结肠下段、乙状结肠上段时可采用截石位,方便术后经肛门放入吻合器进行肠吻合。两髋关节微屈,外展 45°,膝关节屈 30°,双下肢高度低于腹部,右上肢内收(以便主刀手术),左上肢据需要内收或外展,手术开始后体位调整至头低脚高 30°。

术者站位见图 8-1。

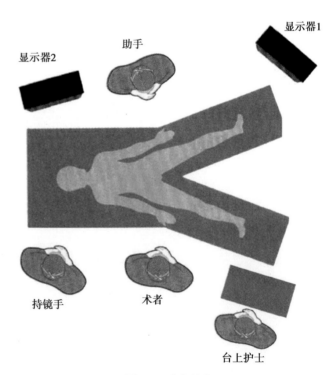

图 8-1 术者站位

六、套管放置

在脐下缘放置直径 10～12mm 套管,充气后置入腹腔镜作为观察孔,腹腔镜直视下右下腹麦氏点置入 12mm 套管作为术者主操作孔,在右锁骨中线脐上 1～2cm 点置入 5mm 套管作为辅助操作孔(根据肿瘤位置适当调整操作孔位置)。在左髂前上棘与脐连线中外 1/3 点置入 5mm 套管为助手主操作孔,于左锁骨中线脐上 1～2cm 点置入 5mm 套管作为助手辅助操作孔(根据肿瘤位置适当调整操作孔位置)(图8-2)。

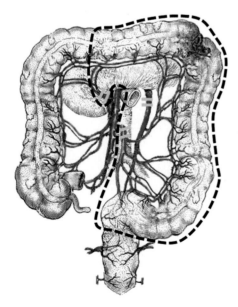

图 8-2　套管放置

七、手术切除范围（图8-3,8-4）

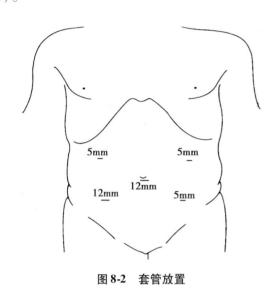

图 8-3　结肠脾曲癌切除范围

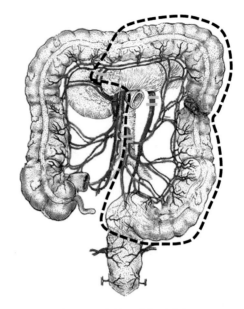

图 8-4　降结肠癌切除范围

八、手　术　步　骤

1. 左半结肠内侧游离

(1) 切开乙状结肠系膜中线侧:助手采用肠钳抓紧直肠向腹侧提拉,其另一手采用抓钳将直肠上动脉投影区腹膜以及血管提向头侧并腹侧,主刀的辅助钳抓住乙状结肠右侧的后腹膜,使拟切开的乙状结肠系膜保持良好的张力,从尾侧向头侧切开至小肠系膜根后左转,可见一水平的疏松间隙,即进入了左结肠系膜和肾前筋膜之间的融合筋膜间隙(Toldt 间隙)(图8-5)。

主刀的技术要点:以骶岬水平作为入刀点,"黄白交界线"为指引(图8-6)。建议使用超声刀游离,因为

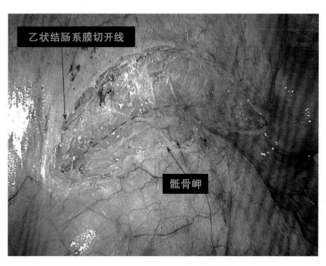

图 8-5　切开乙状结肠系膜中线侧

超声刀的气化效应可使腹膜与疏松结缔组织分离,易于剪开腹膜,辨认间隙。乙状结肠系膜中线侧打开后不急于游离 Toldt 间隙,将腹膜的开窗扩大,头侧至肠系膜下动脉根部,尾侧至骶岬下方,便于更好地辨认整个 Toldt 间隙。

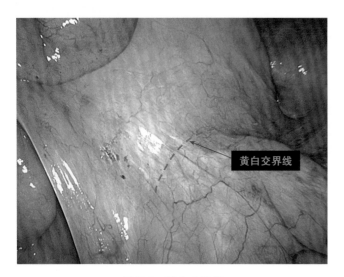

图 8-6　黄白交界线

　　助手的技术要点:左手肠钳提拉直肠上段,右手抓钳提拉直肠上动脉投影区腹膜及血管,这样的牵拉方式可以较好地展平乙状结肠、直肠右侧腹膜(图 8-7)。主刀第一刀剪开腹膜时可以适当放松,方便入刀,扩大腹膜窗时要尽可能牵紧拉平腹膜,可使切割快速准确。

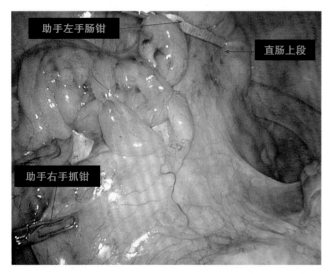

图 8-7　助手牵拉展平乙状结肠系膜中线侧

　　持镜手的技术要点:此时的术野场景在盆腔区及肠系膜下血管区变化,持镜手注意腹腔镜底座的变化,观察盆腔区时将骶膀胱襞/骶子宫襞放平(图 8-8,8-9)。观察肠系膜下血管区时将腹主动脉放平,如图 8-10 所示。

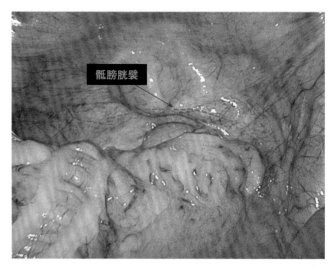

图 8-8　骶膀胱襞

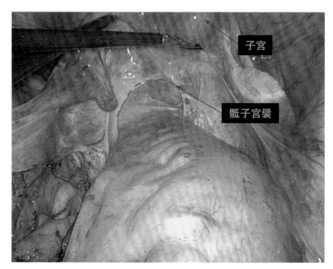

图 8-9　骶子宫襞

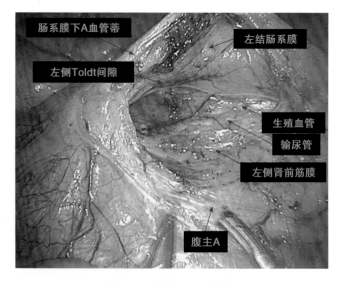

图 8-10　扩展 Toldt 间隙

（2）扩展 Toldt 间隙：此时助手肠钳继续向腹侧牵拉直肠上段，右手抓钳抓住肠系膜下动脉蒂向头侧并腹侧保持张力，主刀仔细扩展 Toldt 间隙。注意保持左半结肠系膜及肾前筋膜的完整性以避免肠系膜下神经丛、左输尿管与左生殖血管损伤（图 8-10）。分离范围从中央向左达生殖血管外侧左结肠旁沟，自尾侧向头侧达肠系膜下动脉根部。

主刀的技术要点：扩展 Toldt 间隙应从骶岬前方疏松处开始，由点到面逐渐扩大。左手钳进入 Toldt 间隙内向上挑起结肠系膜，帮助助手保持结肠系膜张力，充分显露肠系膜和肾前筋膜之间的"融合白线"（图 8-11），这是辨别正确层面的解剖标志。右手超声刀运用钝性及锐性分离相结合，钝性拨分为主的方法游离可以得到事半功倍的效果。

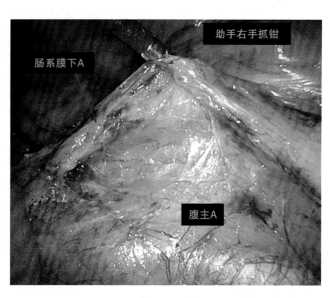

图 8-12 助手牵拉肠系膜下动脉血管蒂

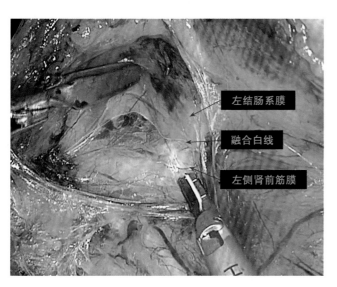

图 8-11 扩展 Toldt 间隙时的正确层面

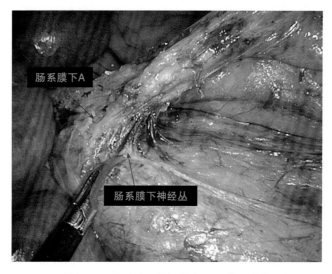

图 8-13 肠系膜下神经丛和肠系膜下动脉

助手的技术要点：此时助手的张力持续保持至关重要，左手向尾侧并腹侧牵拉直肠，右手从牵拉直肠上动脉血管蒂变为牵拉肠系膜下动脉蒂，向左侧并腹侧持续张紧（图 8-12）。

持镜手的技术要点：观察以肠系膜下血管区为主，保持术野中腹主动脉水平（图 8-12）。

（3）显露肠系膜下神经丛与处理肠系膜下动脉：在两侧髂总动脉夹角处，可见肾前筋膜覆盖的灰白色上腹下神经丛，沿其表面自尾侧向头侧分离达肠系膜下动脉根部，即为肠系膜下神经丛（图 8-13），在其包绕该动脉远心端骨骼化分离肠系膜下动脉，夹闭切断，清扫周围淋巴结（图 8-14）。

主刀的技术要点：以之前扩展的 Toldt 间隙为指引，在肠系膜下动脉周围要仔细辨认保护好神经，此时的钝性游离可以帮助将神经拨开。

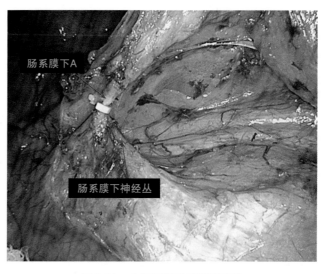

图 8-14 夹闭切断肠系膜下动脉

助手的技术要点:此时左手的作用已不明显,右手靠近肠系膜下动脉牵拉,将血管蒂牵拉成45°角,方便主刀观察神经及裸化血管(图8-12)。

持镜手的技术要点:重点观察肠系膜根部,适当近距离观察达到仔细辨认血管神经的目的。合理使用30°镜的镜面变化,根据主刀的要求各角度观察血管蒂。

(4)保留肠系膜下动脉的淋巴清扫:若肿瘤位于结肠脾曲或降结肠上段,可沿肠系膜下动脉根部向远心端游离结肠系膜,清扫动脉周围淋巴结,逐渐显露左结肠动脉及1~2支乙状结肠动脉,于根部结扎切断,保留1支乙状结肠动脉及直肠上动脉,保证吻合肠段血运良好(图8-15)。

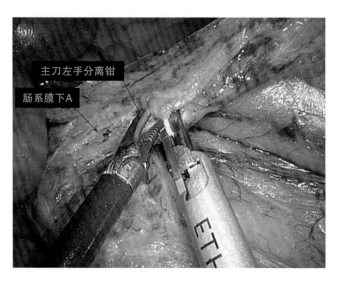

图8-16　打开肠系膜下动脉鞘

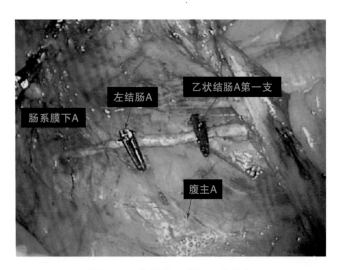

图8-15　离断肠系膜下动脉分支

主刀的技术要点:骨骼化肠系膜下动脉时,建议左手使用分离钳打开肠系膜下动脉血管鞘,向远心端分离,使用超声刀时注意用非工作刀头接触血管,避免血管的热损伤(图8-16)。

助手的技术要点:主刀向远心端游离肠系膜下动脉时,助手牵拉肠系膜下动脉蒂的位置根据需要灵活变化,注意保持张力适中,此时血管根部无结缔组织保护,容易拉断。

持镜手的技术要点:主刀对血管周围的游离更加精细,对持镜手使用30°镜的熟练程度要求较高,注意灵活进退及多角度观察。

(5)根部离断肠系膜下静脉:继续向头侧及外侧分离左Toldt间隙,内达十二指肠空肠曲,外达左结肠旁沟,向上近胰腺下缘显露肠系膜下静脉,清扫静脉周围淋巴结后于根部离断肠系膜下静脉(图8-17)。离断肠系膜下静脉后根据需要靠近静脉裁剪降结肠系膜,方便标本取出时取出静脉血管蒂。

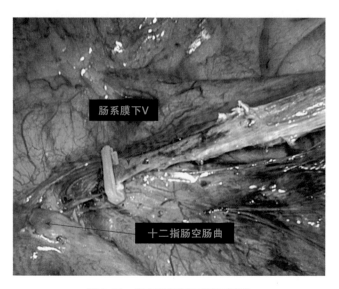

图8-17　根部离断肠系膜下静脉

主刀的技术要点:解剖肠系膜下静脉时,应充分扩展其后方间隙,从系膜背侧及腹侧通过视觉定位肠系膜下静脉的位置。裁剪降结肠系膜时要靠近肠系膜下静脉,注意保护降结肠边缘血管(图8-18)。

助手的技术要点:肠系膜下动脉处理完后,助手右手抓钳继续向静脉根部系膜移动,接近静脉根部将静脉血管蒂向左侧并腹侧牵拉成45°角。牵拉静脉时助手为反手操作,对初学者可考虑换位于患者两腿之间操作较为方便。处理完肠系膜下静脉后助手与主刀配合张紧降结肠系膜,方便主刀辨认肠系膜下静脉,确定切开线,避免损伤降结肠边缘血管(图8-19)。

持镜手的技术要点:仍以腹主动脉为参照物,放平术野。主刀进行静脉游离时,要求持镜手灵活使用30°镜多角度观察。

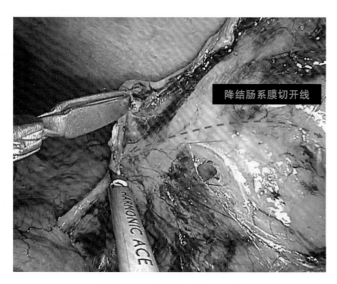

图 8-18　降结肠系膜切开线

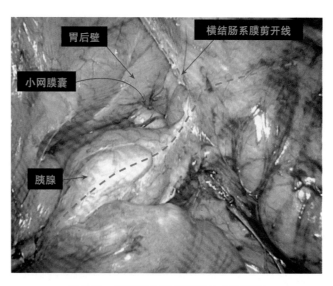

图 8-20　切开横结肠系膜进入小网膜囊

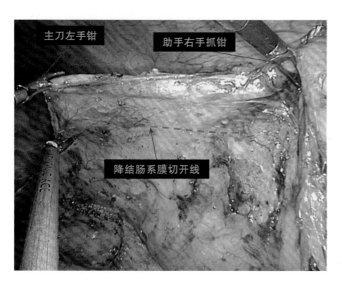

图 8-19　裁剪降结肠系膜时的助手与主刀配合

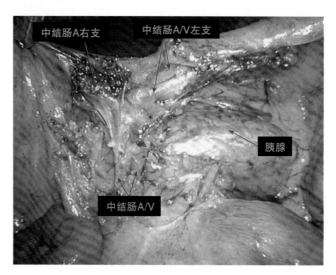

图 8-21　显露中结肠血管及分支

（6）切开横结肠系膜处理中结肠血管：继续沿胰腺下缘剪开横结肠系膜进入小网膜囊，看见胃后壁（图8-20）。向右侧将横结肠系膜沿胰体表面剪开至胰颈下缘，暴露中结肠动静脉根部及分支，夹闭、切断中结肠血管左支。若行扩大根治术，则于根部夹闭、切断中结肠血管（图8-21）。沿胰体下缘向左侧将横结肠系膜切开至胰尾（图8-22）。

主刀的技术要点：游离横结肠根部系膜时要仔细辨认胰腺位置，从胰腺下缘向胰腺表面过渡，防止游离至胰腺后方损伤脾血管。向左侧剪开横结肠系膜至胰尾时要注意助手的牵拉常使胰尾移位，要仔细辨认胰尾，避免将胰尾切断。胃网膜左血管在胰尾上缘出现，标准左半结肠切除时要注意辨认并保护（图8-22）。

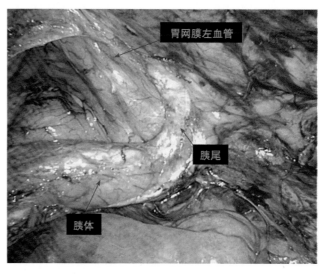

图 8-22　切开横结肠系膜至胰尾

助手的技术要点:肠系膜下静脉离断后助手可换位于患者两腿之间,方便用两把抓钳在胰体及胰尾部将横结肠系膜向头侧并腹侧牵起展平,保持张力(图8-23)。主刀游离横结肠系膜至胰尾时,助手牵拉横结肠系膜力量要适中,避免胰尾过度提起增加辨认难度,同时避免撕破脾下极致出血。主刀游离中结肠血管时,助手双手于血管两侧向腹侧张紧横结肠系膜(图8-24)。

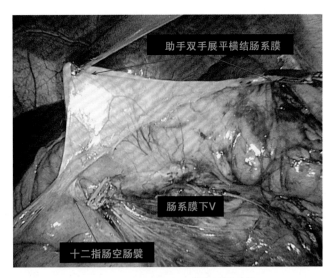

图 8-23　助手张紧拉平横结肠系膜

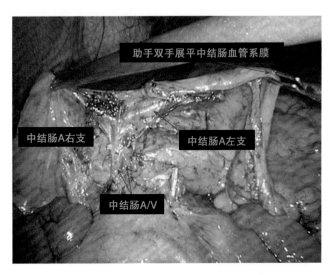

图 8-24　助手张紧中结肠血管两侧系膜

持镜手的技术要点:持镜手换位至主刀右侧,术野从肠系膜下血管区向上腹部过渡,观察上腹部时注意将肝脏或胰腺放置水平,保持观察角度和开腹习惯一致。

2. 左半结肠的后外侧游离

(1)游离降结肠、乙状结肠后外侧:向右牵引乙状结肠系膜,以乙状结肠第一曲末端外侧缘与左侧腹壁间固有存在的粘连带为起点,沿黄白交界线(Toldt线)向头侧切开左结肠旁沟腹膜返折。将乙状结肠向右侧翻转,在其系膜后方向右侧游离,使乙状结肠外侧与中线侧平面完全贯通,并向上方延伸至结肠脾曲水平,切断膈结肠韧带及脾结肠韧带(图8-25)。

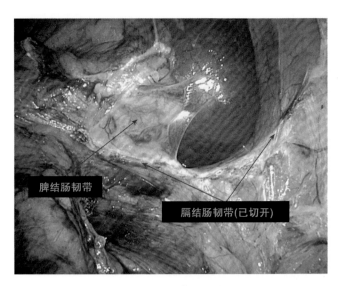

图 8-25　外侧游离至脾曲

主刀的技术要点:主刀游离乙状结肠内侧结束后可将腔镜纱布置于输尿管跨过左侧髂血管处的表面,起到指引及保护输尿管的作用(图8-26)。根据上述指引从乙状结肠外侧剪开侧腹膜与内侧贯通后主刀左手用肠钳夹住乙状结肠肠管向右侧并腹侧牵拉(图8-27)。充分暴露已游离好的内侧Toldt间隙,以其为指引向脾曲剪开Toldt线。游离降结肠近脾曲时可借用助手的左手操作孔方便操作。

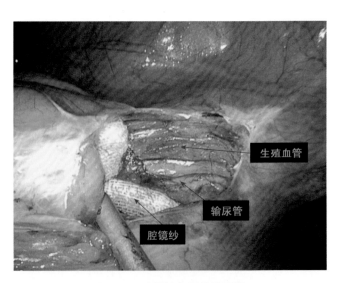

图 8-26　腔镜纱布保护输尿管

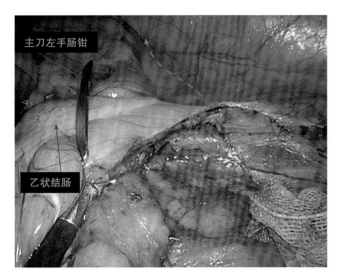

图8-27　主刀左手牵拉乙状结肠

　　助手的技术要点：站位仍在两腿之间，由助手右手操作孔置入抓钳，帮助主刀向右下牵拉降结肠以持续保持张力（图8-28），便于主刀流畅地进行降结肠外侧游离。当主刀游离至脾曲时助手牵拉力量要适当，避免撕裂脾下极。

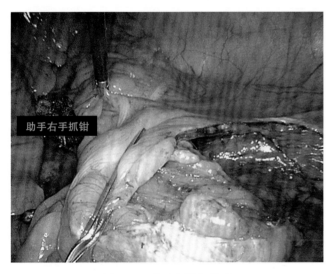

图8-28　助手牵拉降结肠

　　持镜手的技术要点：保持左侧Toldt线垂直立于画面中央（图8-27）。
　　（2）游离直肠上段后外侧：从骶岬水平开始，在直肠上段系膜后方的疏松结缔组织间隙中，向尾侧扩展外科平面至直肠后间隙（图8-29）。向尾侧延长乙状结肠两侧腹膜切口至直肠上段水平。
　　主刀的技术要点：直肠上段游离要遵循"后方引路、两侧包抄"的原则。直肠后方游离时主刀要帮助助手将直肠向头侧并腹侧牵拉出盆腔，为直肠后间隙游离创造空间。开始辨认盆筋膜脏壁两层之间的融合间

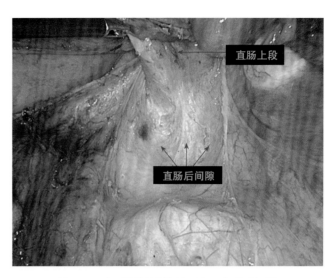

图8-29　向尾侧扩展外科平面至直肠后间隙

隙时要适当放慢游离速度，找准层次，整个游离过程中保持直肠后方系膜光滑及保持壁层筋膜的完整，避免损伤腹下神经和骶前静脉丛（图8-29）。直肠左侧游离时主刀左手肠钳将直肠拉直，右手用超声刀以后方间隙为指引切开直肠左侧腹膜（图8-30）。直肠右侧游离时助手右手向头侧牵拉直肠，主刀左手张紧右侧腹膜形成三角牵拉（图8-31）。
　　助手的技术要点：站位回到患者左侧，游离直肠后方时左手肠钳从直肠后方夹住肠管向头侧并腹侧牵直，右手抓钳辅助抓住直肠后方系膜同时向头侧并腹侧牵拉，持续保持张力（图8-32）。直肠两侧游离时，助手左手肠钳均在直肠前方挑起腹膜（男性）或子宫（女性）（图8-33），游离直肠左侧时右手抓钳张紧左侧腹膜与主刀形成三角牵拉（图8-30）。游离直肠右侧时右手抓钳抓住直肠系膜向头侧并腹侧拉直肠管（图8-33）。

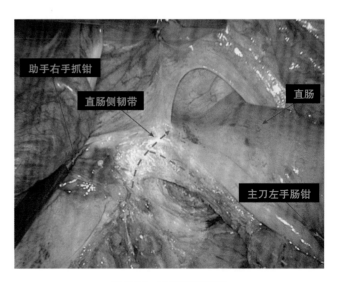

图8-30　直肠左侧游离

持镜手的技术要点:直肠上段游离,持镜观察难度不大,使用观察盆腔的持镜方法,注意将骶前或骶膀胱襞放平。

3. 结肠脾曲游离 若肿瘤位于降乙交界处或乙状结肠上段多数无需游离结肠脾曲即可满足根治性切除及安全吻合的需要。若肿瘤位于降结肠或结肠脾曲则需要游离结肠脾曲,此时主刀与助手配合张紧胃结肠韧带。若行扩大左半结肠切除,则于胃大弯侧血管弓内游离,离断所有胃网膜左血管分支,直至根部切断胃网膜左血管并切断脾结肠韧带,完全游离结肠脾曲(图 8-34)。若行标准左半结肠切除,则保留胃网膜左血管弓,于血管弓外切开胃结肠韧带至脾结肠韧带,完全游离结肠脾曲(图 8-35)。

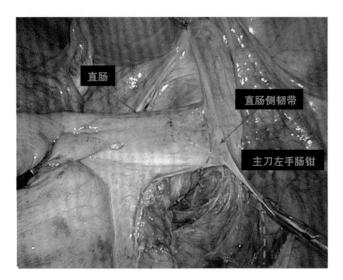

图 8-31 直肠右侧游离

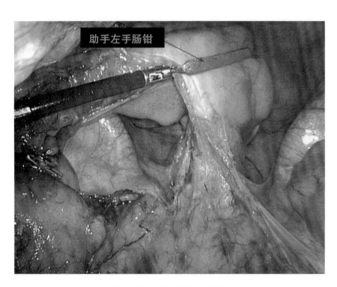

图 8-32 助手牵拉直肠

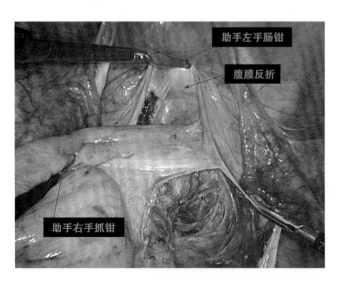

图 8-33 助手牵拉

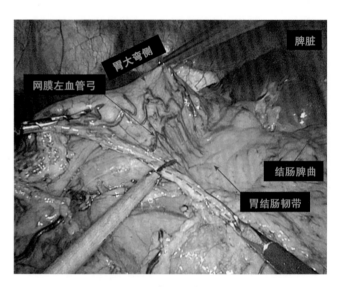

图 8-34 网膜左血管弓外游离

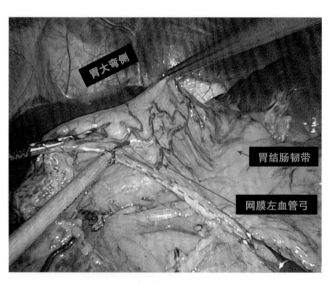

图 8-35 网膜左血管弓内游离

主刀的技术要点：结肠脾曲的游离是腹腔镜左半结肠切除的难点，其原因有二：一是脾曲与脾下极关系密切，游离时容易损伤脾下极致出血；二是结肠脾曲肠系膜及网膜较厚，特别肥胖患者层次不易辨认。建议采用由下而上、由内向外的游离顺序，依次切断横结肠系膜左半、膈结肠韧带、脾结肠韧带、胃结肠韧带等结肠脾曲附着结构。游离脾曲之前，降结肠内侧、外侧及后方游离要尽可能充分，以便脾曲的牵拉显露（图8-36）。标准左半结肠切除过程中，于胰尾处切断胃结肠韧带时须仔细辨认胃网膜左血管避免损伤（图8-36）。扩大左半结肠切除过程中于胃网膜左血管弓内切断其所有向胃的分支，注意保留胃短血管。

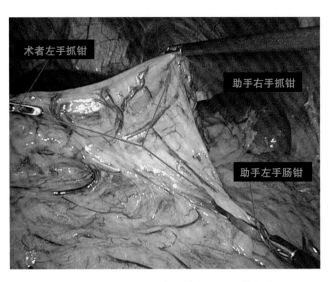

图8-37　主刀助手配合保持胃结肠韧带张力

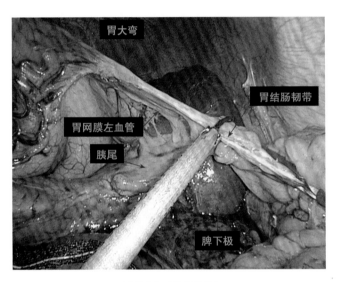

图8-36　脾曲游离

助手的技术要点：助手位于患者两腿之间，右手抓钳夹住胃体向头侧张紧，左手肠钳夹住胃结肠韧带下部向尾侧张紧与主刀配合形成三角牵拉，保持良好张力（图8-37）。游离脾结肠韧带时助手牵拉张力控制十分重要，张力过大可能撕裂脾下极，张力小则增加主刀游离难度。

持镜手的技术要点：脾曲游离时持镜手细节近距离观察及退镜远距离观察变化较多。当主刀辨认结构特别是脾下极结构时需近距离细节观察。当主刀激发超声刀时因局部网膜较多，水雾可能造成镜头模糊，需要远距离观察。远近之间的过渡要平顺，避免大进大出，造成视觉疲劳。

至此，结肠脾曲、降结肠、乙状结肠和直肠上段及其系膜已经完全游离。若肿瘤位于降乙交界处或乙状结肠上段，选择经肛吻合时，应于直肠、乙状结肠交界处用超声刀游离系膜裸化肠管，用切割闭合器切断闭合肠管。

4. 标本取出及吻合　若肿瘤位于降结肠或结肠脾曲，则可取左中上腹经腹直肌切口长约5cm，进入腹腔后用切口保护套保护切口，抓钳引导从切口处取出游离的左半结肠标本，仔细辨认中结肠血管、左结肠血管断端及其周围淋巴结，游离系膜至预切除肠管处，保证远近端切缘距肿瘤10cm以上，行端端或侧侧吻合。

若肿瘤位于降乙交界处或乙状结肠上段，可于左下腹取反麦氏切口长约5cm，进入腹腔后用切口保护套保护切口，抓钳引导从切口处取出游离的左半结肠标本。游离系膜至预切除肠管处，保证近端切缘距肿瘤10cm以上。裸化肠管后离断肠管、移除标本，近端肠腔内置入管状吻合器抵钉座，将其放入腹腔，关闭切口，重新建立气腹。在腹腔镜监视下经肛门置入吻合器，与近端肠管抵钉座对合后完成吻合。

5. 清理术野　关闭辅助切口后再次建立气腹，理顺肠管，防止扭曲、内疝等。冲洗腹腔，检查术野无活动性出血。于吻合口旁放置引流管。

（李国新）

参 考 文 献

1. Jacobs M, Verdeja JC, Goldstein HS. Minimally invasive colon resection（laparoscopic colectomy）. Surg Laparosc Endosc, 1991,1（3）：144-150

2. 李国新，丁自海，张策，等. 腹腔镜下肠系膜下血管的临床解剖学. 解剖学杂志，2006,29：624-626

3. Decanini C, Milsom JW, Bohm B, et al. Laparoscopic oncologic abdominoperineal resection. Dis Colon Rectum, 1994,37：552-558

4. 李国新，丁自海，张策，等. 腹腔镜下左半结肠切除术相关筋膜平面的解剖观察. 中国临床解剖学杂志，2006,24（3）：298-301

5. Liang JT, Lai HS, Huang KC, et al. Comparison of medial-to-lateral versus traditional lateral-to-medial laparoscopic dissection sequences for resection of rectosigmoid cancers: randomized controlled clinical trial. World J Surg, 2003, 27:190-196

6. 李鹏, 谢德红, 杜燕夫. 腹腔镜辅助左半结肠及乙状结肠切除术手术入路的选择. 中国病案, 2012, 13(6):68-70

7. Poon JTC, Law WL, et al. Impact of the Standardized Medial-to-Lateral Approach on Outcome of Laparoscopic Colorectal Resection. World Journal of Surgery, 2009, 33(10): 2177-2182

8. 郑民华, 朱倩林, 马君俊, 等. 中间入路腹腔镜辅助结肠切除术 150 例临床分析. 腹部外科, 2008, 21(1):17-19

9. Veldkamp R, Gholghesaei M, et al. Laparoscopic resection of colon Cancer: Consensus of the European Association of Endoscopic Surgery (EAES). Surgical Endoscopy, 2004, 18(8): 1163-1185

10. Pigazzi A, Hellan M, et al. Laparoscopic Medial-to-lateral Colon Dissection: How and Why. Journal of Gastrointestinal Surgery, 2007, 11(6): 778-782

11. 李国新, 赵丽瑛, 张策. 腹腔镜中间入路法结肠癌根治术. 中国实用外科杂志, 2011, 31(6):538-540

12. 中国抗癌协会大肠癌专业委员会腹腔镜外科学组, 中华医学会外科分会腹腔镜与内镜外科学组. 腹腔镜结肠直肠癌根治手术操作指南(2006 版). 外科理论与实践, 2006, 11(5):462-465

13. 郑民华. 腹腔镜左半结肠癌根治术. 中国实用外科杂志, 2011, 31(9):858-860

第九章

腹腔镜根治性乙状结肠切除术

一、适 应 证

适用于乙状结肠癌。通常,降结肠、乙状结肠交界处癌按降结肠癌处理,乙状结肠、直肠交界处癌按直肠癌处理。

二、禁 忌 证

1. 肿瘤直径>6cm 和(或)周围组织广泛浸润。
2. 乙状结肠癌的急诊手术(如急性肠梗阻、穿孔等)。
3. 腹腔严重粘连。
4. 重度肥胖。
5. 全身情况不良,虽经术前治疗仍不能纠正者。
6. 有严重心脏、肝、肾疾患不能耐受手术者。

三、术 前 准 备

1. 肠道准备　术前 1 天流质饮食,术前晚口服泻药;术晨大便未排净者,加用清洁洗肠。女性患者,术前 3 天每日以稀碘伏冲洗阴道。
2. 纠正低蛋白血症和贫血　血红蛋白<90.0g/

L 者,应纠正至≥90.0g/L;血白蛋白<30.0g/L 者,应纠正至≥30.0g/L,必要时,术前一周内加用肠外营养。

3. 患者如有泌尿系症状,应行膀胱镜检或泌尿道造影检查,了解肿瘤是否侵犯泌尿道。必要时留置输尿管插管,便于术中辨认输尿管。

4. 术晨避免使用阿托品　在手术麻醉后,留置胃管与气囊导尿管,术前 1/2 小时经静脉给予 1 个剂量抗生素预防感染。

四、麻 醉

气管插管全身麻醉,硬膜外麻醉加气管插管全身麻醉。

五、体 位

采用截石位,方便术后经肛门放入吻合器进行肠吻合。两髋关节微屈,外展45°,膝关节屈30°,双下肢高度低于腹部,右上肢内收(以便主刀手术),左上肢据需要内收或外展,手术开始后收体位调整至头低脚高30°(图9-1)。术者站位见图9-2。

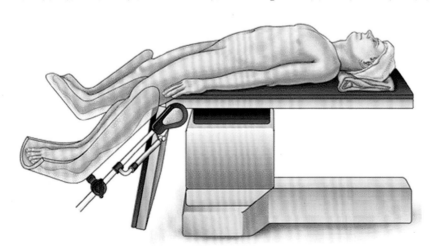

图9-1　截石位

61

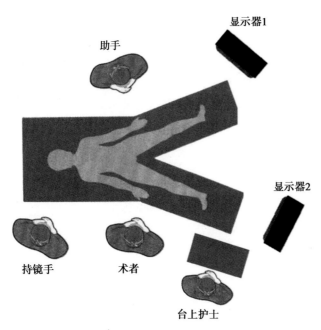

图 9-2　术者站位

六、套 管 放 置

在脐下缘放置直径 10~12mm 套管,充气后置入腹腔镜作为观察孔,腹腔镜直视下右下腹麦氏点置入 12mm 套管作为主操作孔,在右腹直肌旁脐上 1~2cm 处置入 5mm 套管作为辅助操作孔。在左髂前上棘与脐连线中外 1/3 处置入 5mm 套管为助手主操作孔,于左腹直肌旁脐上 1~2cm 处置入 5mm 套管作为助手辅助操作孔(图9-3)。

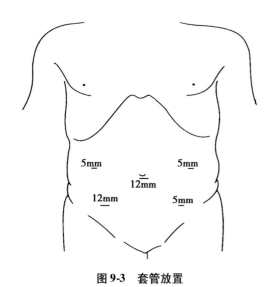

图 9-3　套管放置

七、手术切除范围(图 9-4)

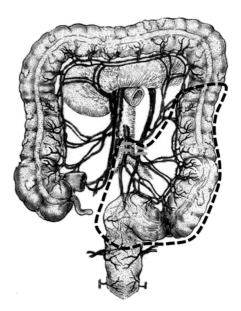

图 9-4　乙状结肠癌切除范围

八、手 术 步 骤

腹腔镜根治性乙状结肠切除的手术步骤与腹腔镜根治性左半结肠切除术类似,仅在肠系膜下动脉分支的处理以及肠管切除范围方面有自己的特点,因此在多数步骤中主刀、助手及持镜手的技术要点可参照腹腔镜根治性左半结肠切除术的章节。

1. 乙状结肠内侧游离

(1)切开乙状结肠系膜中线侧:助手采用肠钳抓紧直肠向腹侧提拉,其另一手采用抓钳将直肠上动脉投影区腹膜以及血管提向头侧并腹侧,主刀的辅助钳抓住乙状结肠右侧的后腹膜,使拟切开的乙状结肠系膜保持良好的张力(图9-5),从尾侧向头侧切开至小肠系膜根后左转,可见一水平的疏松间隙,即进入了左结肠系膜和肾前筋膜之间的融合筋膜间隙(Toldt 间隙)(图9-6)。

(2)扩展 Toldt 间隙:此时助手肠钳继续向腹侧牵拉直肠上段,右手抓钳抓住肠系膜下动脉蒂向头侧并腹侧保持张力,主刀仔细扩展 Toldt 间隙。注意保持左半结肠系膜及肾前筋膜的完整性以避免肠系膜下神经丛、左输尿管与左生殖血管损伤(图9-7)。分离范围从中央向左达生殖血管外侧左结肠旁沟,自尾侧向头侧达肠系膜下动脉根部。

(3)显露肠系膜下神经丛与处理肠系膜下动脉:在两侧髂总动脉夹角处,可见肾前筋膜覆盖的灰白色

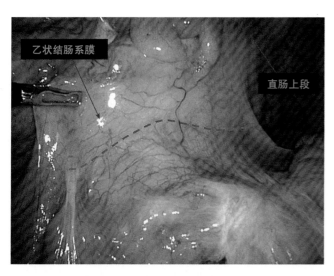

图 9-5 保持乙状结肠系膜张力

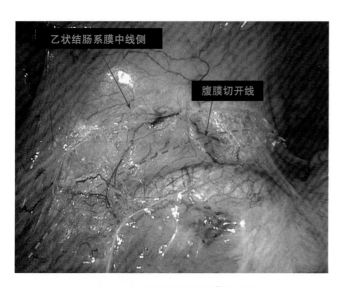

图 9-6 切开乙状结肠系膜中线侧

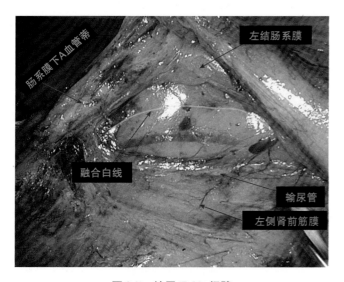

图 9-7 扩展 Toldt 间隙

上腹下神经丛,沿其表面自尾侧向头侧分离达肠系膜下动脉根部,即为肠系膜下神经丛,在其包绕该动脉远心端骨骼化分离肠系膜下动脉(图 9-8)。

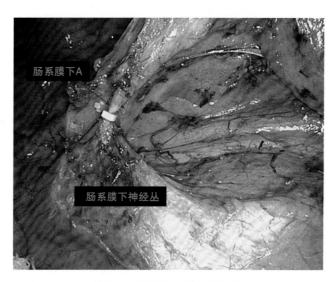

图 9-8 显露肠系膜下神经丛

(4)处理肠系膜下动脉及其分支:多数患者可从肠系膜下动脉根部结扎、切断血管,必要时可考虑保留左结肠动脉以得到更好的吻合口血运。沿肠系膜下动脉根部向远心端游离结肠系膜,逐渐显露左结肠动脉并清扫周围淋巴结。在显露左结肠动脉分支后在其远心端结扎、切断肠系膜下动脉。

主刀的技术要点:结肠脾曲、降结肠中上段多由中结肠血管左支形成的边缘血管弓供血。部分患者左半结肠边缘血管弓缺如,严重高血压、糖尿病患者及老年患者虽存在血管弓却可能因血管硬化或粥样斑块形成导致供血不足,这些情况均可使术后吻合口近端肠管存在慢性缺血,发生几率大于 6%,这些患者中又有约 10%~15% 的缺血性肠炎最终发展成铅管样肠(图 9-9),引起术后腹痛、梗阻等症状。因此,在具有以上高危因素的患者手术时建议保留左结肠动脉以得到更好的吻合口血运。游离血管分支时建议主刀左手使用分离钳打开肠系膜下动脉血管鞘,向远心端分离,超声刀激发时注意用非工作刀头接触血管,避免血管的热损伤(图 9-10)。

(5)根部离断肠系膜下静脉:继续向头侧及外侧分离左 Toldt 间隙,内达十二指肠空肠曲,外达左结肠旁沟,向上近胰腺下缘显露肠系膜下静脉,清扫静脉周围淋巴结后于根部离断肠系膜下静脉(图 9-11)。继续向胰腺尾侧方向游离左 Toldt 间隙至结肠脾曲背侧。离断肠系膜下静脉后需靠近静脉裁剪降结肠系膜,方便标本取出时切除静脉血管蒂。

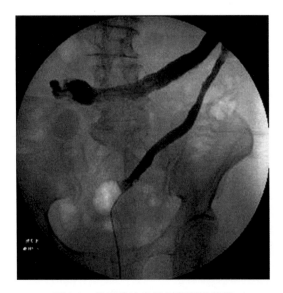

图 9-9 结肠袋消失的铅管样降结肠

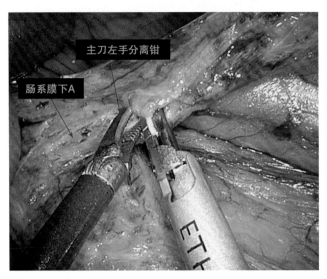

图 9-10 游离肠系膜下动脉血管鞘

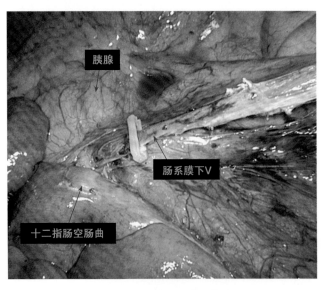

图 9-11 显露肠系膜下静脉

主刀的技术要点:如果保留了左结肠动脉可能造成吻合时近端降结肠下拉困难,因此在离断肠系膜下静脉后需要继续向胰腺尾侧游离 Toldt 间隙并紧贴胰腺下缘向脾曲剪开降结肠系膜,方便降结肠下降,必要时需游离结肠脾曲以保证吻合口无张力。在裁剪降结肠系膜时要注意在靠近肠系膜下静脉的无血管区裁剪,避免损伤降结肠边缘血管(图 9-12)。

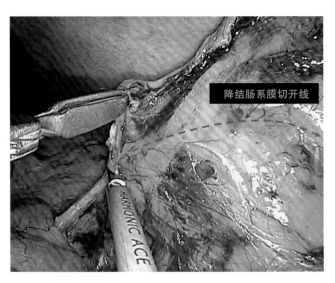

图 9-12 降结肠系膜裁剪线

2. 降结肠、乙状结肠和直肠上段的后外侧游离

(1)游离降结肠、乙状结肠后外侧:向右牵引乙状结肠系膜,以乙状结肠第一曲末端外侧缘与左侧腹壁间固有存在的粘连带为起点,沿黄白交界线(Toldt 线)向头侧切开左结肠旁沟腹膜返折。将乙状结肠向右侧翻转,在其系膜后方向右侧游离,使乙状结肠外侧与中线侧平面完全贯通,并向上方延伸至结肠脾曲水平,切断膈结肠韧带及脾结肠韧带(图 9-13)。

(2)游离直肠上段后外侧:从骶岬水平开始,在直肠上段系膜后方的疏松结缔组织间隙中,向尾侧扩展外科平面至直肠后间隙(图 9-14)。向尾侧延长乙状结肠两侧腹膜切口至直肠上段水平。

3. 裸化直肠上段肠管 至此,降结肠、乙状结肠和直肠上段及其系膜已经完全游离。于直肠上段用超声刀游离直肠系膜并裸化肠管,通过 12mm 主操作孔置入腔镜下的切割闭合器并切断闭合肠管(图 9-15)。用抓钳控制切断的直肠近端,以便提出腹外。

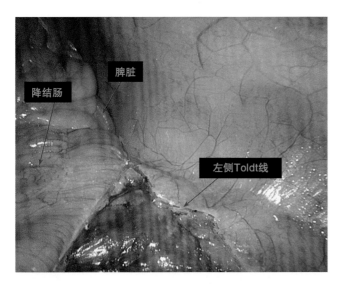

图 9-13　降乙结肠后外侧游离

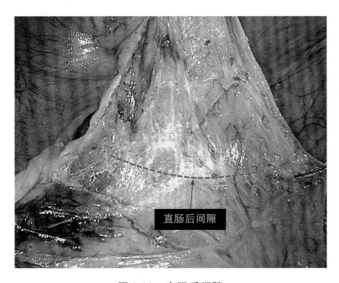

图 9-14　直肠后间隙

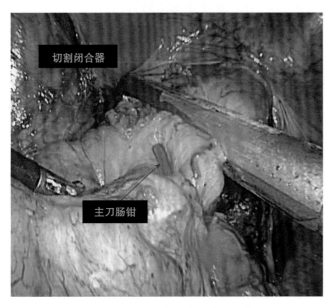

图 9-15　切割闭合器离断直肠肠管

主刀的技术要点：裸化直肠肠壁时主刀左手与助手配合将直肠系膜进行三角牵拉形成张力。右手超声刀裁剪系膜时用非工作刀面接触肠管，由直肠右侧向后至左侧裁剪，注意仔细辨认直肠壁，避免损伤（图9-16）。使用切割闭合器切断肠管时需要用肠钳完全控制近端肠管向头侧并左侧牵拉，使切割线尽可能垂直于肠管（图9-15）。

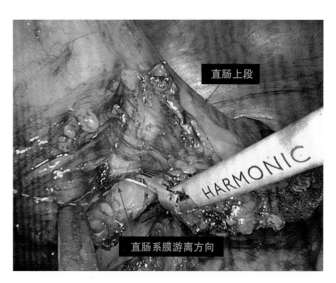

图 9-16　裁剪直肠系膜

助手的技术要点：主刀游离直肠系膜时助手的张力保持至关重要。助手左手肠钳向头侧并腹侧牵拉待裸化肠管的近端，右手抓钳向头侧并背侧牵拉其对应系膜，使整个直肠系膜张紧展平（图9-17）。

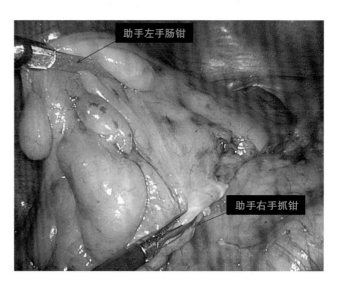

图 9-17　助手牵拉展平直肠系膜

持镜手的技术要点：持镜手根据主刀要求变化观察视角，观察直肠右侧系膜时光纤向右侧倾斜，观察直肠后壁系膜时光纤180°调节使腹腔镜观察面向腹壁方向。

4. 标本取出并肠管吻合　于左下腹取反麦氏点切口长约5cm,进入腹腔后用保护套保护切口,抓钳引导从切口处取出游离的乙状结肠标本。游离系膜至预切除肠管处,保证近端切缘距肿瘤10cm以上。裸化肠管后离断肠管、移除标本。近端肠腔内置入管状吻合器抵钉座,将其放入腹腔。关闭切口腹膜层,重新建立气腹。在腹腔镜监视下经肛门置入吻合器(图9-18),与近端肠管抵钉座对合后完成吻合(图9-19)。详细操作见直肠前切除章节。如果肠管吻合存在张力,可参照腹腔镜左半结肠切除的方法游离脾曲。

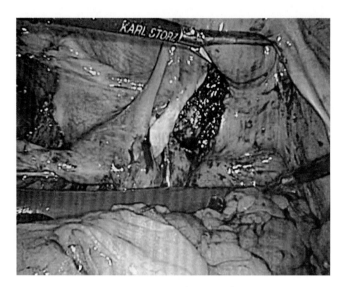

图9-20　盆腔放置引流管

（李国新）

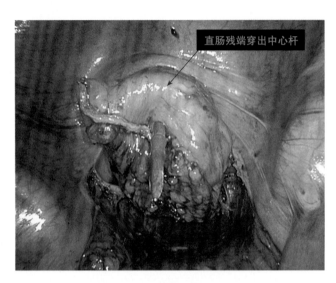

图9-18　直肠残端穿出中心杆

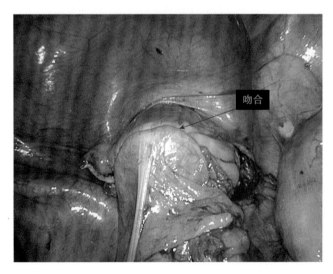

图9-19　完成吻合

5. 检查并清理术野　理顺肠管,防止扭曲、内疝等。冲洗腹腔,检查术野无活动性出血。于盆腔放置引流管(图9-20)。

参 考 文 献

1. 李国新,赵丽瑛,张策. 腹腔镜中间入路法结肠癌根治术. 中国实用外科杂志,2011,31(6):538-540

2. Masoni L, Mari FS, Nigri G, et al. Preservation of the inferior mesenteric artery via laparoscopic sigmoid colectomy performed for diverticular disease: real benefit or technical challenge: a randomized controlled clinical trial. Surg Endosc,2013,27(1):199-206

3. Nishimura A, Kawahara M, Suda K, et al. Totally laparoscopic sigmoid colectomy with transanal specimen extraction. Surg Endosc,2011,25(10):3459-3463

4. 李国新,丁自海,张策,等. 腹腔镜下左半结肠切除术相关筋膜平面的解剖观察. 中国临床解剖学杂志,2006,24(3):298-301

5. Remzi FH, Kirat HT, Geisler DP. Laparoscopic single-port colectomy for sigmoid cancer. Tech Coloproctol,2010,14(3):253-255

6. Bordeianou L, Rattner D. Is laparoscopic sigmoid colectomy for diverticulitis the new gold standard? Gastroenterology,2010,138(7):2213-2216

7. Akamatsu H, Omori T, Oyama T, et al. Totally laparoscopic sigmoid colectomy: a simple and safe technique for intracorporeal anastomosis. Surg Endosc,2009,23(11):2605-2609

8. 李国新,丁自海,张策,等. 腹腔镜下肠系膜下血管的临床解剖学. 解剖学杂志,2006,29:624-626

9. 李鹏,谢德红,杜燕夫. 腹腔镜辅助左半结肠及乙状结肠切除术手术入路的选择. 中国病案,2012,13(6):68-70

10. 中国抗癌协会大肠癌专业委员会腹腔镜外科学组,中华医学会外科分会腹腔镜与内镜外科学组. 腹腔镜结肠直肠癌根治手术操作指南(2006 版). 外科理论与实践,2006,11(5):462-465

11. 孙跃明. 腹腔镜乙状结肠癌根治术. 中国实用外科杂志,2011,32(9):855-857

12. Zuloaga J,Arias-Díaz J,Fernández-Díez S,et al. Late ischemic stricture following anterior rectal resection. Rev Esp Enferm Dig,2008,100:49-52

第十章

腹腔镜全大肠切除术

一、适 应 证

家族性腺瘤性息肉病、遗传性非息肉病性大肠癌、结肠直肠多原发肿瘤等。

二、禁 忌 证

1. 肿瘤直径>6cm 和(或)周围组织广泛浸润。
2. 腹腔严重粘连。
3. 重度肥胖。
4. 全身情况不良,虽经术前治疗仍不能纠正者。
5. 有严重心脏、肝、肾疾患不能耐受手术者。
6. 急诊手术(如急性肠梗阻、穿孔等)。

三、术 前 准 备

1. 肠道准备 术前 1 天流质饮食,术前晚口服泻药;术晨大便未排净者,加用清洁洗肠。女性患者,术前 3 天每日以稀碘伏冲洗阴道。

2. 纠正低蛋白血症和贫血 血红蛋白<90.0g/L者,应纠正至≥90.0g/L;血白蛋白<30.0g/L 者,应纠正至≥30.0g/L,必要时,术前一周内加用肠外营养。

3. 术晨避免使用阿托品 在手术麻醉后,留置胃管与气囊导尿管,术前 1/2 小时经静脉给予 1 个剂量抗生素预防感染。

四、麻   醉

气管插管全身麻醉,硬膜外麻醉加气管插管全身麻醉。

五、体   位

患者取截石位,两髋关节微屈,外展 45°,膝关节屈 30°,双下肢高度低于腹部,双上肢内收。手术中根据手术进程调整头低足高体位,游离左半结肠、脾曲时取左高右低位,游离右半结肠、肝曲则取右高左低位,上述体位改变使小肠移向相应的低位,有利于术野的暴露。

术者起始站位同左半结肠切除术,术中根据需要调整至患者两腿之间。

六、套 管 放 置

采用 6 孔法,在脐下缘放置直径 10～12mm 套管,充气后置入腹腔镜作为观察孔,腹腔镜直视下右下腹(右髂前上棘上内 2 横指)置入 12mm 套管作为主操作孔,在右腹直肌旁平脐处置入 5mm 套管作为辅助操作孔,在左髂前上棘与脐连线中外 1/3 处置入 5mm 套管为助手主操作孔。助手副操作孔置于左侧锁骨中线脐上 2～3cm 处,便于游离结肠脾曲及横结肠。于右侧锁骨中线肋缘下 2cm 置入 5mm 套管作为助手第二辅助操作孔。腹腔镜全大肠切除游离范围较广,手术中术者可根据手术需要灵活增加或减少手术套管的放置,以保证手术安全、顺利进行(图 10-1)。

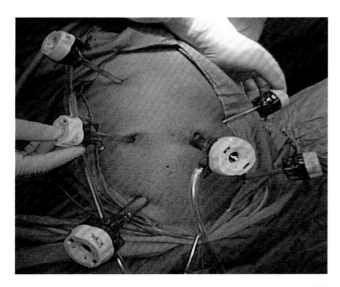
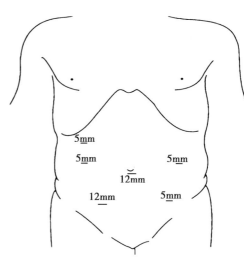

图 10-1 套管放置

七、手术切除范围

建议采用先直肠、左半结肠、再右半结肠,最后横结肠会师的手术顺序(图10-2),这样术者及助手的换位较少,手术步骤清晰。

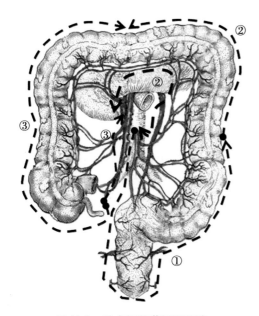

图 10-2 手术切除范围及顺序

八、手术步骤

腹腔镜全大肠切除术的游离结合了腹腔镜扩大左半结肠切除、腹腔镜低位直肠前切除、腹腔镜扩大右半结肠切除三种手术游离方法,其中多数步骤的主刀、助手及持镜手的操作技巧在以上三个章节中都有详细描述。本章节将重点对全大肠切除的游离顺序、不同场景的过渡及对血管处理的不同之处进行阐述。本章节以腹腔镜根治性全大肠切除为例介绍,术者可根据患者实际情况调整手术清扫范围,对于未癌变的家族性息肉病等良性疾病,不必行淋巴结清扫及根部血管离断。

1. 降结肠内侧游离

(1)切开乙状结肠系膜中线侧:助手采用肠钳抓紧直肠向腹侧提拉,其另一手采用抓钳将直肠上动脉投影区腹膜以及血管提向头侧并腹侧,主刀的辅助钳抓住乙状结肠右侧的后腹膜,使拟切开的乙状结肠系膜保持良好的张力。从尾侧向头侧切开至小肠系膜根后左转,可见一水平的疏松间隙,即进入了左结肠系膜和肾前筋膜之间的融合筋膜间隙(Toldt间隙)(图10-3)。

(2)扩展Toldt间隙:此时助手肠钳继续向腹侧牵拉直肠上段,右手抓钳抓住肠系膜下动脉蒂向头侧

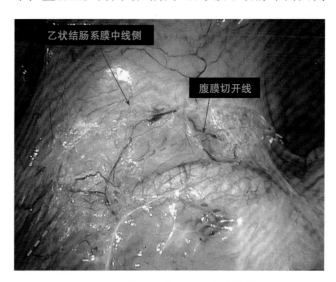

图 10-3 切开乙状结肠系膜中线侧

并腹侧保持张力,主刀仔细扩展 Toldt 间隙。注意保持左半结肠系膜及肾前筋膜的完整性以避免肠系膜下神经丛、左输尿管与左生殖血管损伤(图 10-4)。分离范围从中央向左达生殖血管外侧左结肠旁沟,自尾侧向头侧达肠系膜下动脉根部。

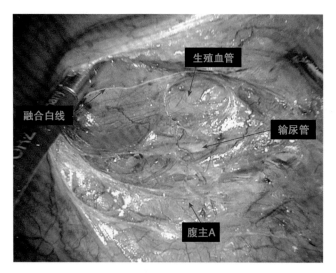

图 10-4 扩展 Toldt 间隙

(3) 显露肠系膜下神经丛与处理肠系膜下动脉:在两侧髂总动脉夹角处,可见肾前筋膜覆盖的灰白色上腹下神经丛,沿其表面自尾侧向头侧分离达肠系膜下动脉根部,即为肠系膜下神经丛,在其包绕该动脉远心端骨骼化分离肠系膜下动脉,夹闭切断,清扫周围淋巴结(图 10-5)。

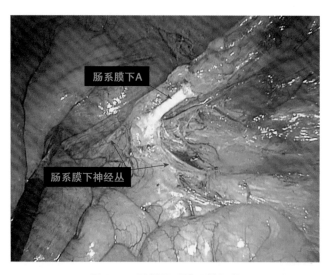

图 10-5 显露肠系膜下神经丛

(4) 根部离断肠系膜下静脉:继续向头侧及外侧分离左 Toldt 间隙,内达十二指肠空肠曲,外达左结肠旁沟,向上近胰腺下缘显露肠系膜下静脉,清扫静脉周

围淋巴结后于根部离断肠系膜下静脉(图 10-6)。

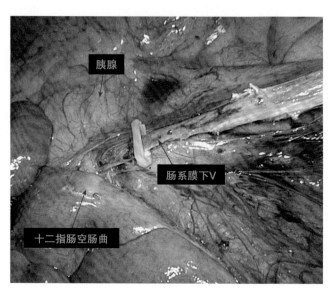

图 10-6 显露离断肠系膜下静脉

2. 降结肠、乙状结肠和直肠上段的后外侧游离

(1) 游离降结肠、乙状结肠后外侧:向右牵引乙状结肠系膜,以乙状结肠第一曲末端外侧缘与左侧腹壁间固有存在的粘连带为起点,沿黄白交界线(Toldt 线)向头侧切开左结肠旁沟腹膜返折。将乙状结肠向右侧翻转,在其系膜后方向右侧游离,使乙状结肠外侧与中线侧平面完全贯通,并向上方延伸至结肠脾曲水平,切断膈结肠韧带及脾结肠韧带(图 10-7)。

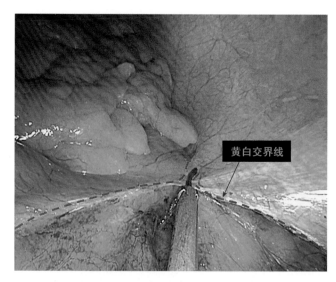

图 10-7 切开左结肠旁沟腹膜返折

(2) 游离直肠上段后外侧:从骶岬水平开始,在直肠上段系膜后方的疏松结缔组织间隙中,向尾侧扩展外科平面至直肠后间隙。向尾侧延长乙状结肠两侧腹膜切口至腹膜返折(图 10-8)。

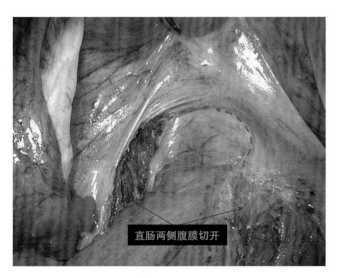

图 10-8　游离直肠上段两侧腹膜

3. 骶前隧道式分离

（1）直肠后间隙显露：助手左手肠钳从直肠后方抓住直肠上段系膜，向头侧牵拉，右手抓钳辅助暴露直肠后间隙。主刀右手用超声刀拨、剪结合，游离盆筋膜脏壁两层之间的疏松间隙，沿此间隙向下分离。

（2）上腹下神经丛显露：从肠系膜下动脉根部的肠系膜下神经丛行走至骶岬水平，可见位于左右髂总动脉之间，呈灰白色的上腹下神经丛，该神经丛在骶岬下方约 1～2cm，分为左右上腹下神经（图 10-9）。但这一段神经在肉眼上常常难以辨认，故一定要使直肠后间隙清晰显露（对抗牵引）紧贴直肠系膜锐性分离以免损伤该神经。

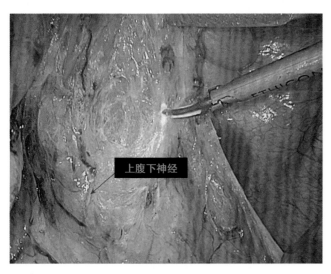

图 10-9　显露上腹下神经

（3）骶前间隙隧道式分离：在骶岬下方找到盆筋膜脏壁两层间的间隙，从中线沿直肠系膜表面类似"削苹果"向两侧直肠旁沟方向锐性分离。在接近

两侧直肠旁沟皱褶时，要先找到腹下神经，将两侧直肠旁沟皱褶分离至似帐篷样薄膜结构，再逐步切开至腹膜返折汇合处。当直肠后间隙分离达腹膜返折水平时，疏松间隙突然消失，用超声刀推动有阻力，即到达骶骨直肠筋膜（图 10-10）。切断骶骨直肠筋膜，立即重新进入疏松间隙即骶前间隙，此时要保证骶前光滑，未见静脉丛，亦无直肠系膜脂肪残留，上方直肠系膜完整光滑。

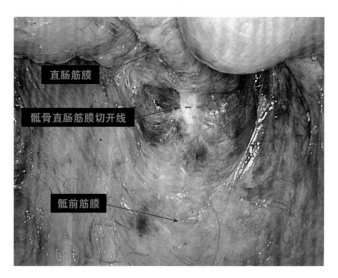

图 10-10　切开骶骨直肠筋膜

4. 直肠下段侧方间隙分离　主刀用肠钳抓紧腹膜返折上约 5cm 处的直肠向头侧牵拉，助手持钳在盆壁相反方向推挡形成对抗牵引，清晰显示透亮灰白直肠侧方正确解剖层面。显露两侧精囊腺尾部及腹下神经（图 10-11）。以后方间隙为指引，由背侧向腹侧切割，分离达精囊腺尾部时及时弧形内拐，避免损伤精囊腺及神经。

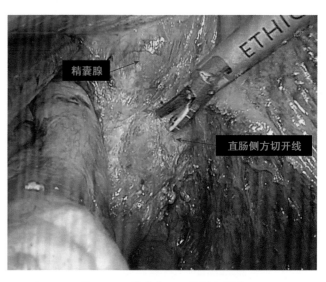

图 10-11　游离直肠下段侧方间隙

5. 直肠前间隙分离 助手双手向腹侧提拉,绷紧切开线上方的腹膜,主刀左手用肠钳向头侧牵拉直肠,保持腹膜返折切开线周围组织张力。在腹膜返折线上0.5cm处弧形切开,可见疏松间隙。沿疏松直肠前间隙锐性分离,可见其下灰白光滑的邓氏筋膜(Denonvilliers筋膜)(图10-12),邓氏筋膜表面从中央向两侧纵向或横向用超声刀切割,将两侧精囊腺或阴道后壁完全显露。

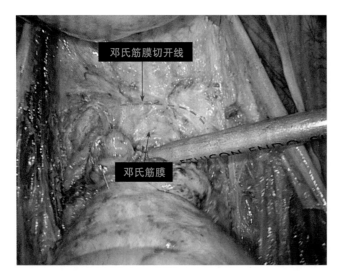

图 10-12 显露邓氏筋膜

6. 直肠切断

(1) 裸化直肠:首先通过肛检确定切除线,不足则向下继续分离,可达括约肌间隙,沿直肠壁仔细用超声刀分离直肠系膜,末端直肠前壁与后壁仅附少量脂肪组织,要特别小心,极易损伤或穿透肠壁,两侧肠壁脂肪组织稍多,可沿肛提肌裂孔边缘分离,直至直肠系膜基本消失。

(2) 切断闭合直肠:先予扩肛至可容五个指尖通过,再予250ml稀碘伏冲洗直肠至流出清水为止;通过12mm主操作孔将切割闭合缝合器置入进行直肠切断闭合。

7. 结肠脾曲游离

(1) 游离结肠脾曲内侧:此时降结肠、乙状结肠与直肠已游离完毕。器械护士将显示器置于患者左肩部。助手换位至患者两腿之间,帮助主刀将降结肠系膜向头侧外侧牵拉。主刀沿胰腺下缘剪开横结肠系膜进入小网膜囊,看见胃后壁。向右侧将横结肠系膜沿胰体表面剪开至胰颈下缘,暴露中结肠动静脉根部,于根部夹闭、切断中结肠血管(图10-13)。沿胰体下缘向左侧将横结肠系膜切开至胰尾(图10-14)。

(2) 结肠脾曲外侧、头侧游离:主刀、助手配合张紧胃结肠韧带。若癌肿位于结肠脾曲,则于胃大弯侧血管弓内自中段无血管区向左侧紧贴大弯侧向脾曲游离,离

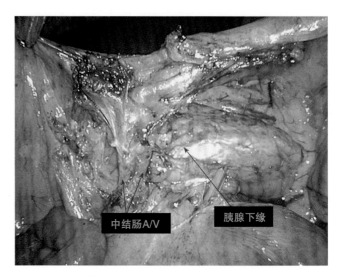

图 10-13 显露离断中结肠动静脉

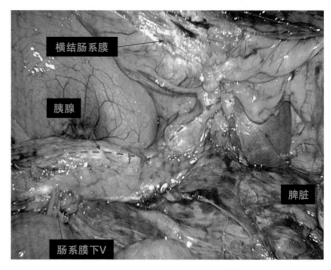

图 10-14 向胰尾切开横结肠系膜

断所有胃网膜左血管分支,直至根部切断胃网膜左血管并切断脾结肠韧带,完全游离结肠脾曲。若恶性肿瘤位于其余结直肠段,则可保留胃网膜左血管弓,于血管弓外切断胃结肠韧带至脾结肠韧带,完全游离结肠脾曲。

8. 右半结肠内侧游离

(1) 切开回结肠血管蒂下缘系膜进入层面:患者头低足高并左倾体位,术者站于患者两腿之间,使用双下腹套管;扶镜手位于患者左侧;助手位于患者右侧。助手右手抓钳向右尾侧并腹侧牵拉回结肠血管蒂,使其被覆的结肠系膜张紧,主刀右手持超声刀切开回结肠血管蒂下缘的结肠系膜。由此进入右结肠系膜和右侧肾前筋膜间的融合筋膜间隙(Toldt间隙)(图10-15),在此间隙间向头侧扩展至十二指肠水平段,向右扩展至生殖血管外侧,向左扩展至肠系膜上静脉,注意保持右半结肠系膜及肾前筋膜光滑完整,避免十二指

肠、下腔静脉、右侧输尿管、生殖血管损伤。

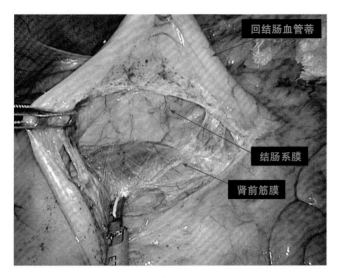

图 10-15　剪开回结肠血管尾侧腹膜进入 Toldt 间隙

（2）处理回结肠血管并清扫淋巴结：继续张紧回结肠血管蒂，通过回结肠系膜背侧指引，紧贴肠系膜上静脉右侧用超声刀剪开前方系膜，解剖暴露回结肠静脉，清扫其根部淋巴结，于汇入肠系膜上静脉 0.5cm 处夹闭、切断。回结肠动脉由肠系膜上动脉发出后多于回结肠静脉头侧跨过肠系膜上静脉，与静脉伴行或从静脉尾侧跨过肠系膜上静脉也可见到，少数情况下回结肠动脉可从肠系膜上静脉背侧穿过。仔细辨认回结肠动脉后裸化回结肠动脉，清扫其根部淋巴结，于根部夹闭、切断（图 10-16）。

（3）继续扩展右结肠后间隙：回结肠血管蒂起源处通常位于十二指肠水平段前方，回结肠血管结扎完成后，继续向头侧在 Toldt 间隙中游离，尽量展开层面，内侧至系膜上静脉右侧，外侧至升结肠及肝曲后方，向

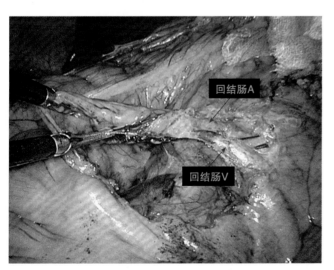

图 10-16　显露离断回结肠动静脉

上可逐渐暴露十二指肠降段、胰腺钩突和胰头（图 10-17）。因为右结肠血管在结肠系膜后方更易发现，故可以按照后方指引前方的顺序，沿系膜后面暴露的右结肠静脉向中线侧追寻定位胃结肠静脉干。另外，以胰腺和肠系膜上静脉为解剖标志也可定位右结肠血管和胃结肠静脉干。前方由尾侧向头侧继续裸化肠系膜上静脉右侧及表面（图 10-18）。

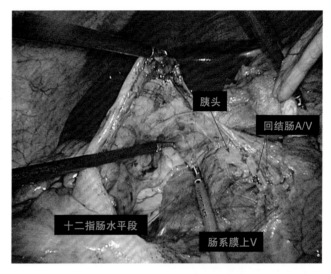

图 10-17　继续扩展 Toldt 间隙

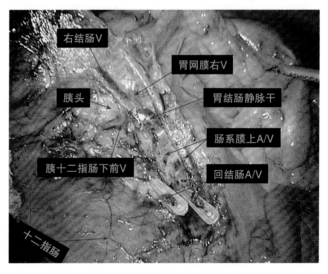

图 10-18　显露胃结肠静脉干

（4）处理右结肠血管并清扫淋巴结：右结肠动脉的出现率报道不一，以肠系膜上静脉为解剖标志，沿肠系膜上静脉向头侧追踪可帮助定位，于根部离断右结肠动脉。胃结肠静脉干位于胰头前方，汇入肠系膜上静脉，其属支构成复杂，最常见的形式是"右结肠静脉+胃网膜右静脉+胰十二指肠上前静脉"。沿胃结肠静脉干向右上 1～2cm 可发现其属支汇合处，于此处离断右结肠静脉（图 10-18）。

（5）处理胃网膜右动静脉并清扫幽门下淋巴结：癌肿位于结肠肝曲时，需解剖胃网膜右动静脉，并清扫幽门下淋巴结。行扩大右半结肠切除时，需解剖离断胃网膜右动静脉。胃网膜右静脉多与右结肠静脉及胰十二指肠上前静脉汇成胃结肠干，分离开结肠系膜与胃系膜之间的融合间隙后，暴露胃网膜右静脉，根部离断。动脉根部多位于静脉的右上方的胰头上缘处，因此以胃网膜右静脉为标记，由胰头下缘过渡到胰头表面，向右前方小心解剖出胃网膜右动脉并向近心端游离，于幽门下方胃十二指肠动脉起源处离断，同时清扫周围淋巴结（图10-19）。

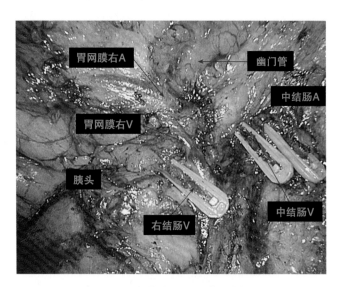

图 10-19 显露离断胃网膜右动静脉

9. 右半结肠周围游离 以回盲部为标志，寻找小肠系膜根部在右髂窝内附着处。于菲薄处切开小肠系膜，与前述右结肠后间隙贯通（图10-20）。向左上腹游离小肠系膜至十二指肠下缘，方便小肠取出切口。由回盲部开始切开结肠系膜与腹膜愈着形成的"黄白交界线"直至肝曲（图10-21）。同时紧贴升结肠及其系膜背侧表面向头侧及中线侧游离，使其与前述右结肠后间隙完全贯通。

10. 结肠肝曲游离 若癌肿位于结肠肝曲，可于横结肠中段左半结肠游离缘处紧贴胃大弯胃网膜血管弓内的无血管区切开胃结肠韧带，进入网膜囊。继续切断走向胃大弯的胃网膜血管诸分支，并向右侧切开胃结肠韧带，直至切断肝结肠韧带，与外侧游离缘会师。若结肠肝曲无癌肿，可于血管弓外游离，保留胃网膜右血管弓（图10-22）。继续向右侧延长胃结肠韧带上的切口幽门部时，分离结肠系膜与胃系膜的融合，保护胃网膜右血管后离断横结肠系膜（图10-23），直至离断肝结肠韧带，与外侧游离缘会师。

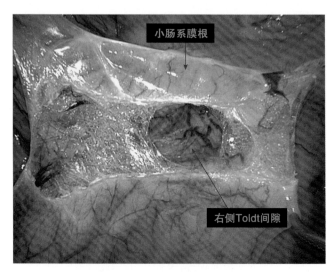

图 10-20 切开小肠系膜根部

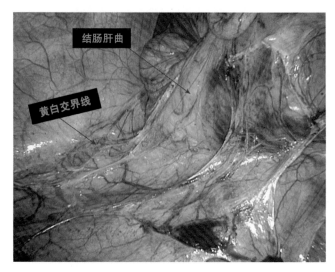

图 10-21 游离外侧至结肠肝曲

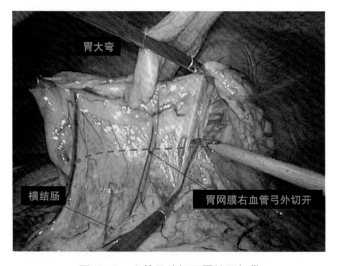

图 10-22 血管弓外切开胃结肠韧带

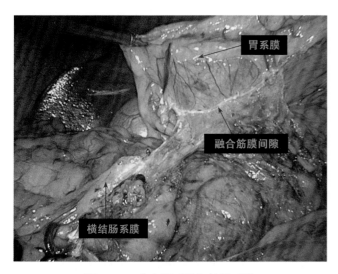

图 10-23 分离胃系膜与结肠系膜

主刀的技术要点:同腹腔镜根治性右半结肠切除术,此步骤注意将左半结肠胃结肠韧带与右半结肠胃结肠韧带会师,方便标本取出。

11. 标本取出及肠切除、吻合 于耻骨上方约 3~4cm 处做一横行切口,切口长约 5cm,逐层切开,用塑料薄膜保护切口全层,将全大肠肠管从切口薄膜中取出。在预吻合回肠平面,游离系膜,形成宽约 1cm 的裸化肠管,用荷包钳作肠壁荷包缝合。切断肠管,移除病灶。清洁近端肠腔后,将 29mm 管状吻合器的抵钉座塞入肠腔,收紧荷包缝线并打结,使近侧肠管呈待吻合状态。检查无活动性出血,肠管血运良好后,将近侧肠管送回腹腔。缝闭腹膜,重建气腹。充分扩肛后将吻合器从肛门插入至闭合钉处,在腔镜监视下伸出中心杆;再次检查待吻合小肠系膜无扭转后将抵钉座与吻合器中心杆对接锁定。检查吻合部位两侧肠管无夹入其他组织后进行吻合。

主刀的技术要点:由于全大肠切除后小肠较为游离,小肠系膜扭转的可能性很大,此时建议待吻合前将患者摆至头低脚高右高左低位,主刀用肠钳从屈氏韧带开始重新整理全部小肠系膜,并将整理好的小肠放置于左上腹,方便清楚观察待吻合小肠段有无扭转(图10-24)。部分患者小肠系膜较短,将小肠拉入盆腔吻合可能存在张力,可通过裁剪小肠系膜来减少张力,但裁剪时要注意保护小肠边缘血管,避免吻合口缺血。

助手的技术要点:此时助手需帮助主刀控制较为游离的小肠,使主刀可以清楚看到小肠系膜的情况,避免扭转。

持镜手的技术要点:跟随主刀肠钳从左上腹向右下腹观察,明确小肠系膜走行。

12. 检查、清理术野 再次理顺肠管,防止扭曲、

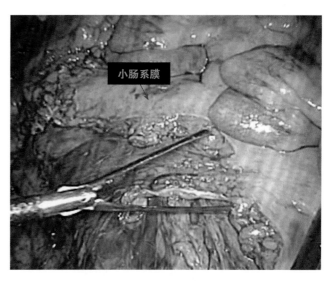

图 10-24 整理小肠系膜避免扭转

内疝等。冲洗腹腔,检查术野无活动性出血。于盆腔放置引流管(图10-25)。

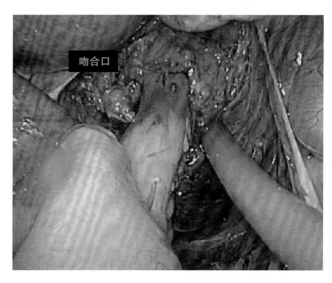

图 10-25 盆腔放置引流管

(李国新)

参 考 文 献

1. 叶青,杨春康,黄峰,等.腹腔镜辅助全结直肠切除术治疗家族性腺瘤性息肉病 9 例报告.腹腔镜外科杂志,2012,17(05):368-370

2. Fukunaga Y,Higashino M,Tanimura S,et al. Laparoscopic colorectal surgery for neoplasm. A large series by a single surgeon. Surg Endosc,2008,22(6):1452-1458

3. Paranjape C,Ojo OJ,Carne D,et al. Single-incision laparoscopic total colectomy. JSLS,2012,16(1):27-32

4. Leblanc F,Makhija R,Champagne BJ,et al. Single incision laparoscopic total colectomy and proctocolectomy for benign disease:

initial experience. Colorectal Dis,2011,13(11):1290-1293

5. Huh JW, Kim HR. Laparoscopic total colectomy using left-to-right dissection: comparison with the conventional open approach. Surg Laparosc Endosc Percutan Tech,2011,21(2):94-97

6. Cotte E,Mohamed F,Nancey S,et al. Laparoscopic total colectomy: Does the indication influence the outcome? World journal of gastrointestinal surgery. 2011,3(11):177-182

7. Bardakcioglu O,Ahmed S. Single incision laparoscopic total abdominal colectomy with ileorectal anastomosis for synchronous colon cancer. Tech Coloproctol,2010,14(3):257-261

8. Pinedo G,Zarate AJ,Garcia E,et al. Laparoscopic total colectomy for colonic inertia: surgical and functional results. Surg Endosc,2009,23(1):62-65

9. Boushey RP,Marcello PW,Martel G,et al. Laparoscopic total colectomy: an evolutionary experience. Dis Colon Rectum,2007,50(10):1512-1519

10. 池畔,林惠铭.腹腔镜辅助全大肠切除治疗家族性腺瘤性息肉病4例报告.中国实用外科杂志,2004,24(08):507

11. 冯波,郑民华,陆爱国,等.腹腔镜全结直肠切除治疗家族性腺瘤性息肉病伴癌变.中华消化内镜杂志,2004,(1):9-12

12. 中国抗癌协会大肠癌专业委员会腹腔镜外科学组,中华医学会外科分会腹腔镜与内镜外科学组.腹腔镜结肠直肠癌根治手术操作指南(2006版).外科理论与实践,2006,11(5):462-465

13. 杜燕夫.腹腔镜全结肠切除术.中国实用外科杂志,2011,31(9):852-854

第十一章 腹腔镜低位(超低位)直肠前切除术

一、适 应 证

2012 版 NCCN 指南指出:中低位直肠癌(距肛缘 12cm 以内的直肠癌)适合行全直肠系膜切除术(total mesorectal excision,TME)仅限于 cTNM Ⅰ 期者。

术前评估(通过直肠腔内超声与盆腔 MR)为 cTNM Ⅱ~Ⅲ 期者,有条件的单位,推荐先行术前新辅助放化疗后手术,可降低局部复发率。

二、禁 忌 证

1. 距肛缘 12cm 以内的直肠癌已侵犯直肠系膜以外脏器与盆壁者。

2. 全身情况差,伴发其他严重疾病,无法耐受全身麻醉者。

三、术 前 准 备

1. 肠道准备 术前 1 天流质饮食,常规口服不吸收抗生素,如甲硝唑,术前 1 天口服泻药;术晨大便未排净者,加用清洁洗肠。

2. 纠正低蛋白血症和贫血,血红蛋白<70.0g/L 者,应输悬浮红细胞 2 单位;白蛋白<30.0g/L 者,应纠正至≥30.0g/L,必要时,术前一周内给予营养支持。

3. 女性患者,术前 3 天每日以稀碘伏冲洗阴道。

4. 患者如有泌尿系症状,应行膀胱镜检或泌尿道造影检查,了解肿瘤是否侵犯泌尿道。

5. 在麻醉状态下,插胃管与留置气囊导尿管,术前 1/2 小时经静脉入路给予 1 个剂量抗生素预防感染。

四、麻 醉

气管插管全身麻醉。

五、体 位

截石位,两髋关节微屈,外展 45°,膝关节屈 30°,双下肢高度低于腹部,臀部垫高,右上肢内收(以便主刀手术),左上肢据需要内收或外展,手术开始后收体位调整至头低脚高 30°(图 11-1)。

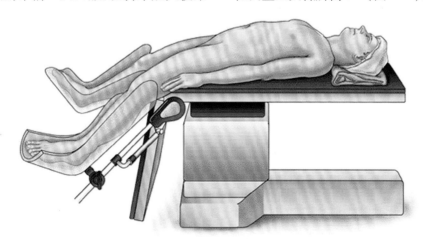

图 11-1 手术体位

六、套 管 放 置

1. 术者站位(图 11-2)。

2. 套管放置(图 11-3) 即在脐上缘放置直径 10mm 套管,充气后置入腹腔镜作为观察孔,腹腔镜直视下右下腹(右髂前上棘内 2 横指)置一 12mm 套管作为主操作孔,在右锁骨中线平脐点置一 5mm 套管作为辅助操作孔,如患者较矮,可将该点上移 3~4cm,以便操作,在左髂前上棘与脐连线中点置入一 10mm 套管为助手主操作孔,于耻骨联合上 2 横指置入一 5mm 套管作为助手辅助操作孔,后期横行切开扩大至 5~6cm 作为标本取出口,也可经拟行肠造口的位置取出标本。

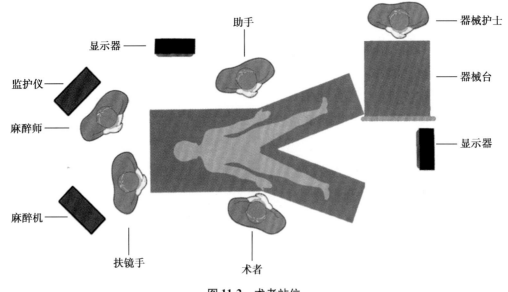

图 11-2 术者站位

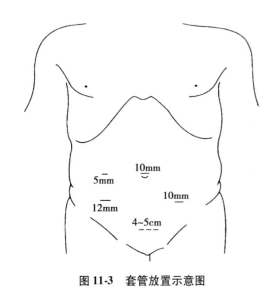

图 11-3 套管放置示意图

七、手术相关解剖(图 11-4)

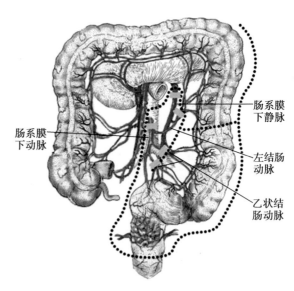

图 11-4 手术切除范围

八、手术步骤

1. 手术入路

(1) 通过中央入路切开右直肠旁沟(图 11-5):要点是助手采用巴氏钳在骶岬水平抓紧直肠向上提拉,其另一手采用阿利斯钳将肠系膜下动脉投影区腹膜以及血管提向头侧,而主刀的辅助钳抓住右直肠旁沟外的腹膜,使拟切开的直肠系膜保持良好的张力,从下向上切开至小肠系膜根后左转,即可见一水平的疏松间隙,即进入了左 Toldt 间隙边缘。

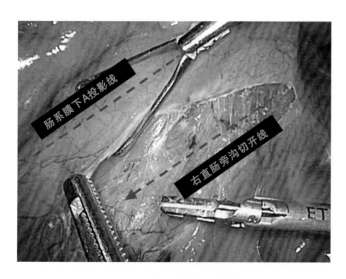

图 11-5　切开右直肠旁沟

(2) 左 Toldt 间隙的分离(图 11-6):应仔细分离该间隙,避免进入肠系膜下神经丛、左输尿管与左生殖血管后方从而损伤神经与输尿管,从中央向左分离达左结肠旁沟,从下向上达肠系膜下动脉根部(IMA)。

(3) 肠系膜下神经丛显露与 IMA 切断(图 11-7,11-8):在两侧髂总动脉夹角处,即可见灰白色约火柴

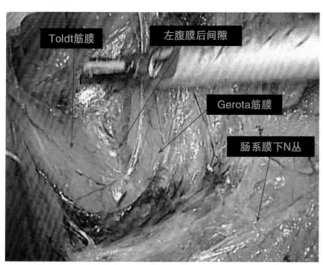

图 11-6　分离左 Toldt 间隙

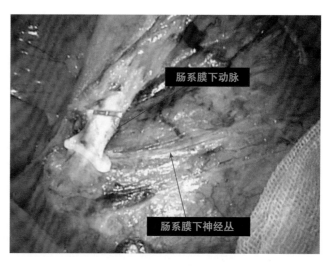

图 11-7　显露肠系膜下神经丛

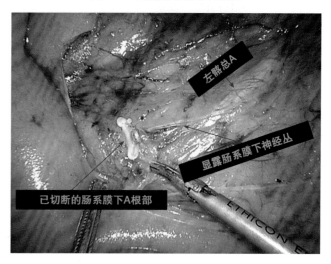

图 11-8　切断 IMA

杆粗细上腹下神经丛,沿其表面自下而上分离达 IMA 根部,即为肠系膜下神经丛,在其包绕该动脉远端骨骼化分离 IMA,在距该神经丛 0.5cm 处切断 IMA。

(4) 继续分离左 Toldt 间隙(图 11-9,11-10):为了便于乙状结肠系膜剪裁,继续向脾区方向分离左 Toldt 间隙,内达十二指肠空肠曲,显露肠系膜下静脉(IMV),上近胰腺下缘,外达左结肠旁沟。

2. 乙状结肠系膜剪裁　主刀的左手钳抓紧已切断的 IMA 根部,助手的两把钳子抓住乙状结肠系膜使其呈扇形展开,辨认乙状结肠血管与 IMA 之间的三角透明区(图 11-11),由此分离乙状结肠血管,用超声刀慢挡予切断(图 11-12),沿乙状结肠与降结肠边缘动脉内侧弧形切开系膜,至近左结肠血管根部(图 11-13),在近十二指肠空肠曲下方游离 IMV,予切断(图 11-14),继续向内分离至左结肠血管根部予超声刀慢挡切断,以便结肠能拉至盆底行无张力吻合(图 11-15)。如乙状结肠较长,可在 IMV 收纳左结肠静脉的远端切断 IMV(图 11-16)。

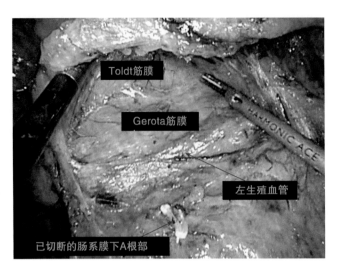

图 11-9 扩大 Toldt 间隙分离范围

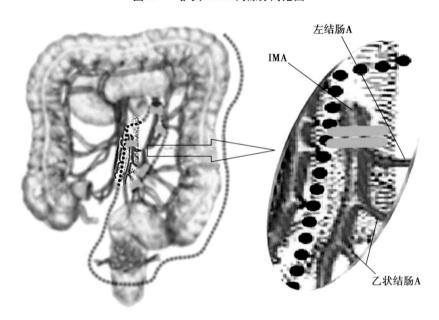

图 11-10 IMA 切断与左 Toldt 间隙分离示意图

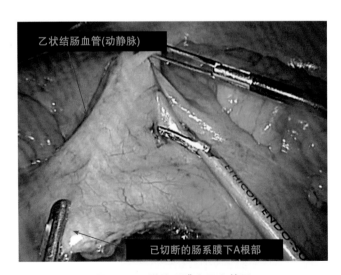

图 11-11 辨认系膜上无血管区

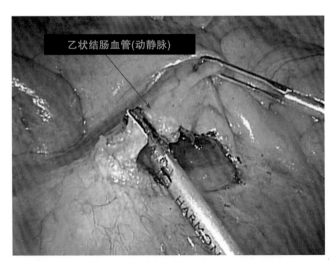

图 11-12 分离并切断乙状结肠血管

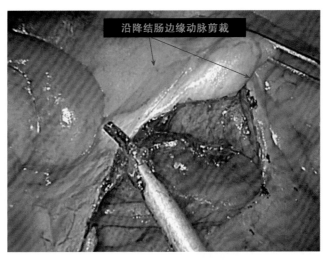

图 11-13 剪裁乙状结肠系膜

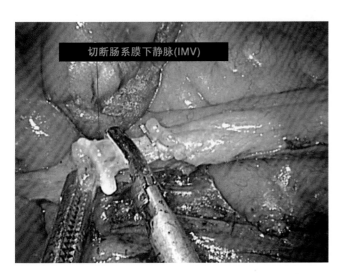

图 11-14 结扎并切断 IMV

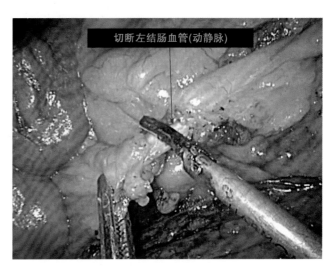

图 11-15 结扎并切断左结肠血管

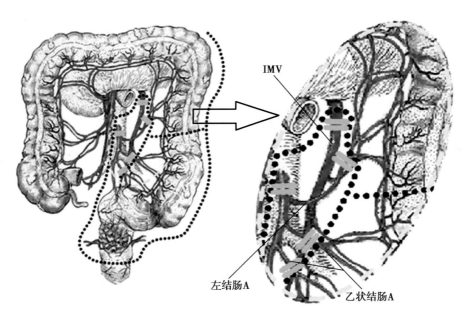

图 11-16 乙状结肠系膜剪裁示意图

（1）直肠后间隙显露：助手先用巴氏钳抓住已切断的肠系膜下血管及系膜，向头侧牵拉，另用多孔吸引器将直肠系膜挡向肛侧，主刀左手钳夹持小纱布将骶前组织推向头侧，则可清晰见到骶岬下方疏松的直肠后间隙，沿此间隙向下锐性分离（图11-17 ~ 图11-19）。

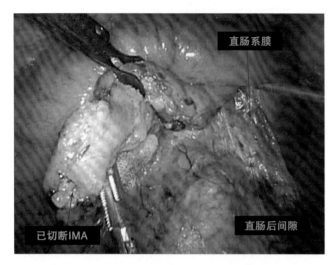

图 11-17　向头侧牵拉 IMA 及系膜

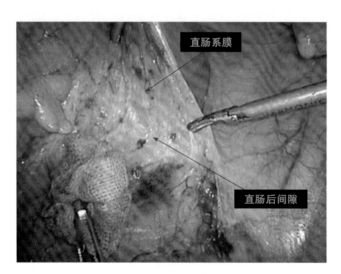

图 11-18　显露疏松的直肠后间隙

（2）上腹下神经丛显露：从 IMA 根部的肠系膜下神经丛行走至骶岬水平，可见位于左右髂总动脉之间，呈灰白色，约火柴杆粗细的上腹下神经丛（图11-20），该神经丛在骶岬下方约 1 ~ 2cm，分为左右腹下神经，但这一段在肉眼上常常难以辨认，故一定要使直肠后间隙清晰显露（图11-21），（对抗牵引）紧贴直肠系膜锐性分离以免损伤该神经。

3. 骶前隧道式分离

（1）分离标志：两侧直肠系膜边缘，双侧腹下神经及盆神经的投影线，即在两侧直肠旁沟，腹膜返折部为直肠系膜上缘（图11-22 ~ 图11-25）。

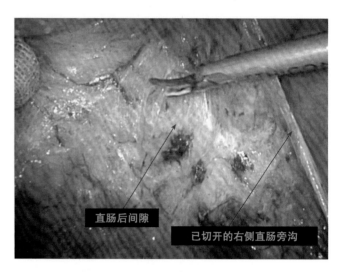

图 11-19　超声刀锐性分离直肠后间隙

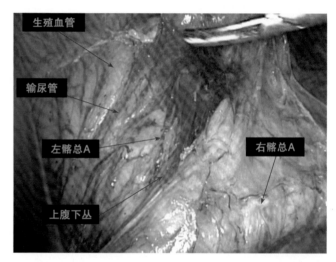

图 11-20　显露上腹下丛

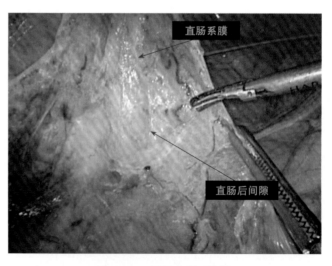

图 11-21　显露直肠后间隙

（2）骶前分离原则：在骶岬下方找到直肠后间隙以中线为中心沿直肠系膜表面类似"削苹果"向两侧直肠旁沟方向锐性分离（图11-26 ~ 图11-28）。

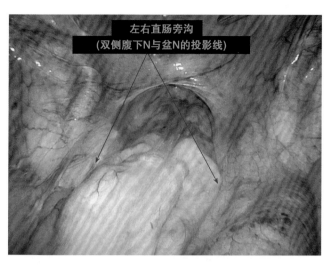

图 11-22 双侧腹下神经及盆神经的投影线

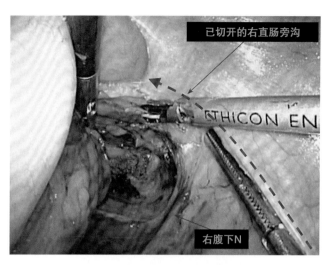

图 11-25 右直肠旁沟切开线

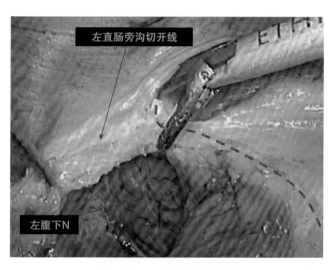

图 11-23 左直肠旁沟切开线

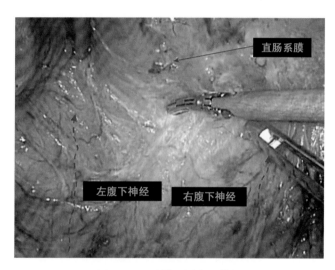

图 11-26 显露双侧腹下神经

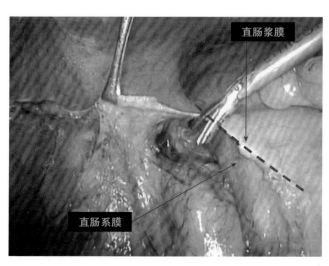

图 11-24 左直肠旁沟切开线

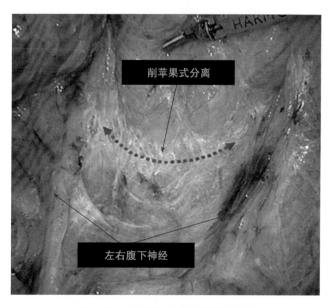

图 11-27 削苹果式分离直肠后间隙

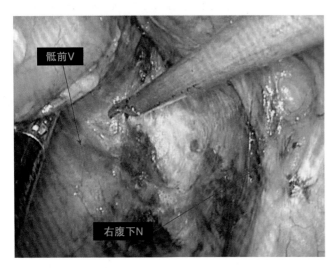

图 11-28 直肠后间隙的锐性分离

在接近两侧直肠旁沟皱褶时,要先找到腹下神经,将两侧直肠旁沟皱褶分离似帐篷样薄膜结构再逐步切开至腹膜返折汇合处(图 11-29)。如在未找到腹下神经之前即盲目切开直肠旁沟腹膜,则偏内易进入直肠系膜内,偏外易损伤神经。

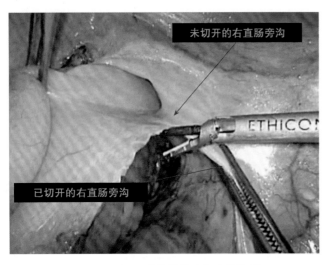

图 11-29 切开帐篷样的直肠旁沟腹膜

（3）切开直肠骶骨筋膜:直肠骶骨筋膜术中定位:当分离达腹膜返折下对应的直肠后间隙时,疏松间隙突然消失,用超声刀推动有阻力,分离界面不清即是该筋膜(图 11-30,11-31)。

如此时上下抖动直肠则隐约可见一弧形间隙,由此切断直肠骶骨筋膜,立即发现重新进入一疏松间隙,此时进入的是"骶前筋膜下间隙"(图 11-32);可清晰见到蔓状的骶前静脉丛(图 11-33,11-34);如遇阻力,沿图 11-35 所示虚线切开,即沿骶骨筋膜表面筋膜向上切开则进入直肠系膜内,可见骶前大片脂肪组织残

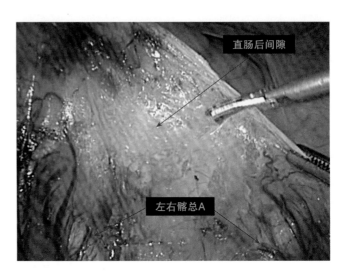

图 11-30 直肠后疏松间隙

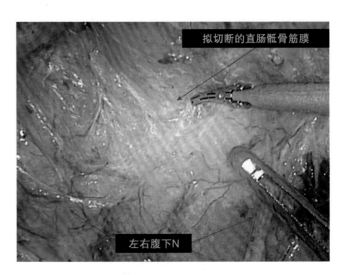

图 11-31 直肠骶骨筋膜处直肠后疏松间隙消失

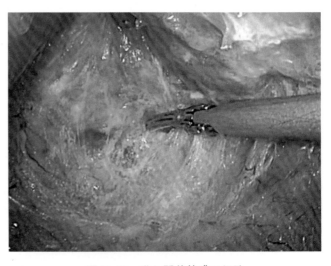

图 11-32 进入骶前筋膜下间隙

留;如将直肠骶骨筋膜(融合筋膜)分开,则骶前光滑,未见静脉丛,则最佳,直肠骶骨筋膜切开的三个结局,如图 11-36 所示。

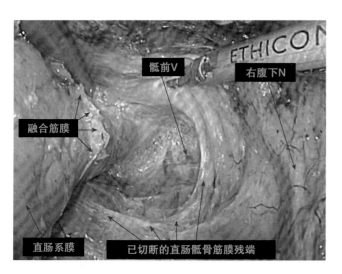

图 11-33 进入肛提肌上间隙

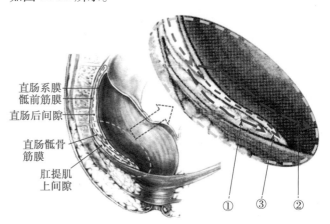

图 11-36 直肠骶骨筋膜切开的三个结局

骶骨平面与肛提肌垂直平面之间内过渡区近 90° 角,是 TME 切除不全的常见部位,当骶前静脉丛消失即可见肛提肌垂直平面;应紧贴肛提肌表面分离,以免进入直肠系膜内(图 11-35,11-36)。

4. 直肠侧方间隙分离 当直肠侧方的 Holy 界面未清晰显示,即盲目切割分离,偏内易进入直肠系膜内,偏外损伤盆神经,故要用巴氏钳抓紧腹膜返折上的约 5cm 处的直肠拉向头侧,主刀与助手各持一钳分别在直肠侧壁与盆壁之间向相反方向推挡形成对抗牵引,方可清晰显示透亮灰白的 Holy 界面。当两侧精囊腺尾部及腹下神经均已显露,并始终以两侧腹下神经对准精囊腺尾部为虚拟切开界面,由下向上切割,分离达精囊腺尾部时及时弧形内拐,避免从其尾部外侧切开损伤神经(图 11-37～图 11-42),神经走向示意图见图 11-43,11-44。

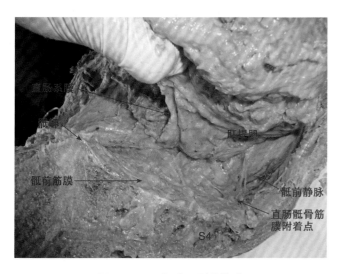

图 11-34 尸解直肠骶骨筋膜

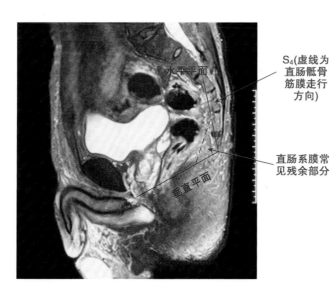

图 11-35 直肠系膜常见残余部位

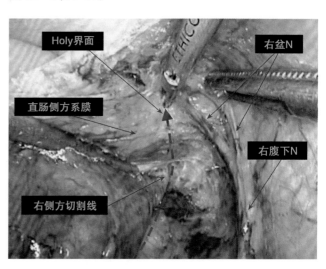

图 11-37 分离直肠右侧 Holy 界面

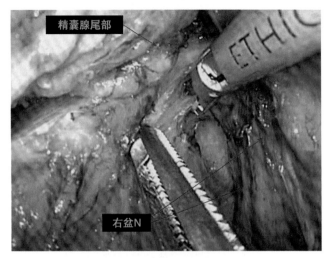

图 11-38 精囊腺尾部与盆神经的关系

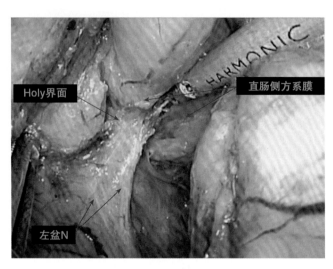

图 11-41 分离左侧 Holy 界面

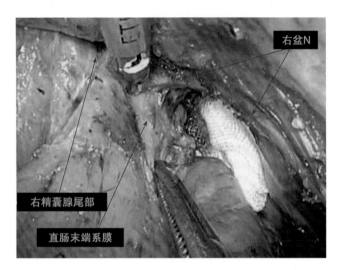

图 11-39 游离直肠末端系膜

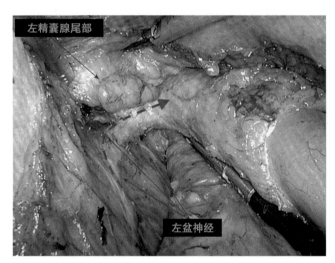

图 11-42 分离方向沿精囊腺尾部内拐

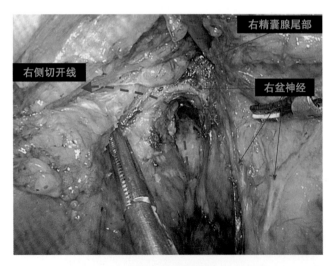

图 11-40 右侧直肠系膜末端处切开线

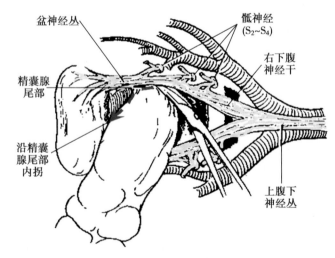

图 11-43 盆神经走行与保护的示意图

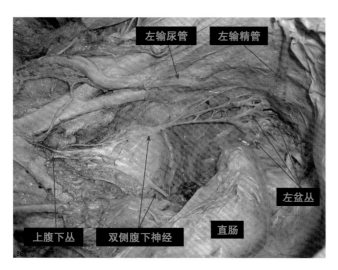

图 11-44 尸体解剖图

当难以发现侧方界面时,可沿已经分离的直肠侧方系膜表面用超声刀轻轻钝性推动,即可发现该间隙(图 11-45)。

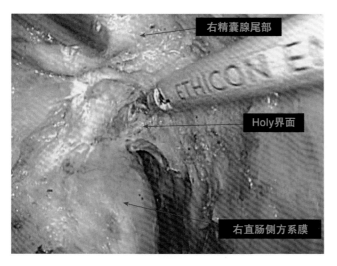

图 11-45 超声刀钝性分离侧方间隙

当分离左侧盆壁较困难时,特别是直肠肥大、骨盆狭小者以及骶岬较高时,此时将巴氏钳转而抓住左侧直乙交界处系膜,在将吸引器伸入直肠后间隙将直肠挡向右上方,而主刀将左手钳向外推挡左盆壁,则可清晰显露左侧界面(图 11-46)。

5. 直肠前间隙分离 要保持腹膜返折切开线上下方组织张力,即通过助手右手的巴氏钳向上提拉绷紧直肠,通过左手阿利斯钳提拉切开线上方的腹膜,在腹膜返折线上 0.5cm 处弧形切开,界面正确,可见疏松间隙(图 11-47 ~ 图 11-49)。

沿疏松直肠前间隙锐性分离,可见其下灰白光滑的邓氏筋膜(Denonvilliers 筋膜),未见脂肪显露,沿邓氏筋膜表面从中央向两侧纵向或横向用超声刀推动及

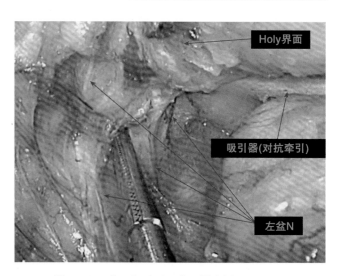

图 11-46 主刀与助手配合显露左侧 Holy 界面

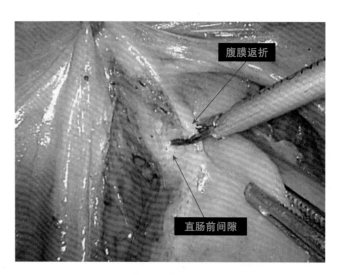

图 11-47 切开男性患者的腹膜返折

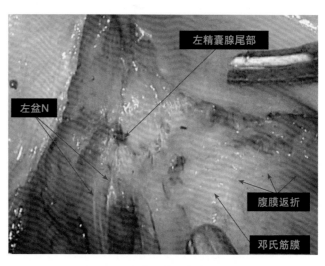

图 11-48 分离男性患者直肠前间隙

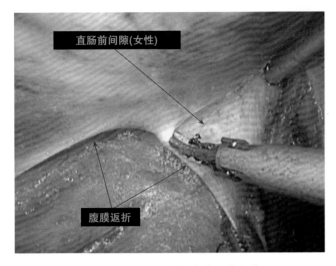

图 11-49 分离女性患者直肠前间隙

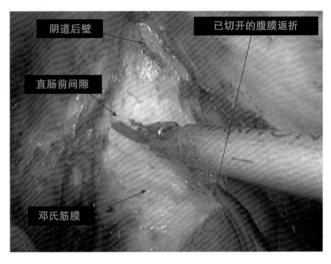

图 11-51 女性患者直肠前间隙解剖

快挡切割,将两侧精囊腺完全显露即可(图 11-50),女性的直肠前间隙较难分离,助手的左手阿利斯钳要提紧阴道后壁,主刀的左手钳抓紧已切开的腹膜返折部,使直肠前间隙清晰显露,便于分离(图 11-51 ~ 图 11-53)。

6. 直肠的末端系膜分离 造成 TME 末端系膜切除不全的主要原因是直肠环周系膜尚未分离到肛提肌裂孔边缘,即开始横断直肠系膜。

(1) 当直肠前间隙分离达前列腺上缘时(即两侧精囊腺完全显露后的下水平线)要横断邓氏筋膜(图 11-54);否则继续向下分离易至大出血,止血过程易损伤支配精囊的神经,在该筋膜下间隙向下分离可使直肠末端延长 1 ~ 2cm,达到肛提肌裂孔上缘,这对超低位直肠前切除尤其重要。

(2) 直肠后方及两侧方一定要分离到肛提肌裂孔边缘,其标志为可见环形包绕直肠的耻骨直肠肌(图 11-55 ~ 图 11-59)。

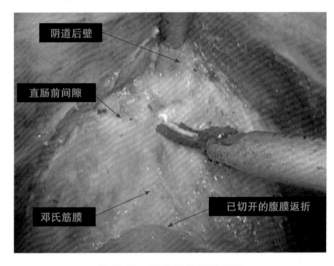

图 11-52 注意保护阴道后壁

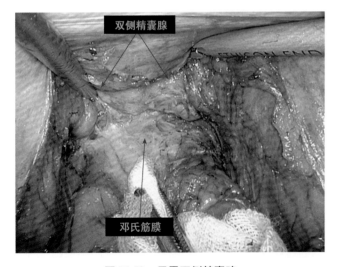

图 11-50 显露双侧精囊腺

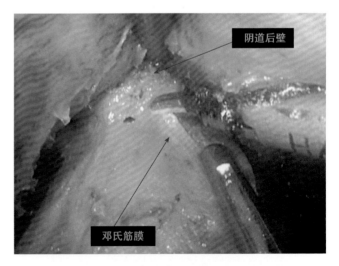

图 11-53 分离邓氏筋膜与阴道后壁之间的间隙

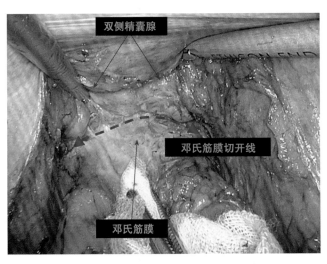

图 11-54　邓氏筋膜切开线

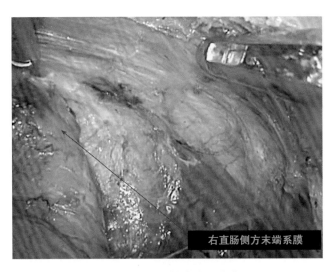

图 11-57　继续分离右侧盆底

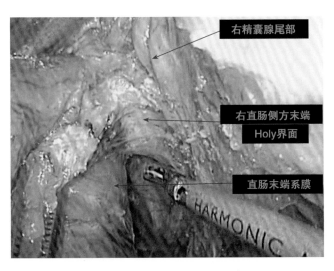

图 11-55　分离右侧 Holy 界面末端

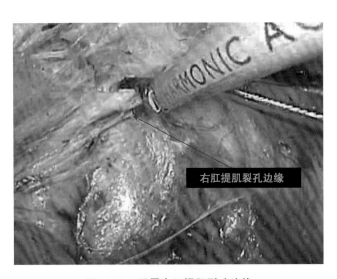

图 11-58　显露右肛提肌裂孔边缘

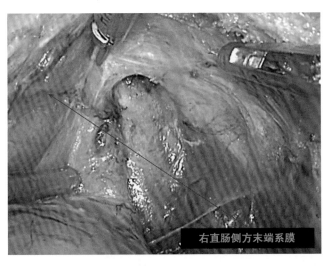

图 11-56　分离至右侧直肠侧方末端系膜

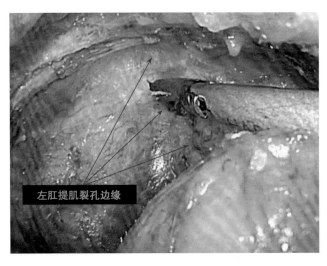

图 11-59　分离至左侧肛提肌裂孔边缘

（3）特别要注意到在侧方直肠系膜尾部与肛提肌间有一疏松间隙，采用钝性分离方式沿直肠系膜表面向外推可见火柴杆状粗细盆神经进入精囊腺后下方，在此如盲目烧灼极易损伤该神经（图 11-60，11-61）。

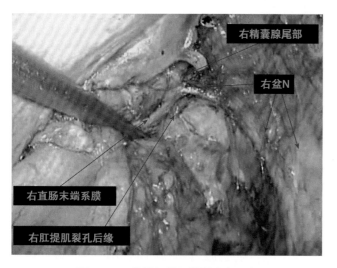

图 11-60　盆神经进入精囊腺右下方

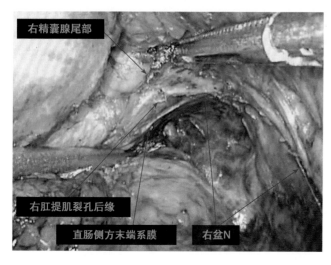

图 11-61　盆神经与精囊腺的关系

7. 直肠切断与吻合

（1）直肠裸化：首先通过肛检确定癌肿下缘，并上一钛夹标志，剪一 3.0cm 长丝线测量钛夹至拟切断的直肠下缘是否达 3cm，不足则向下继续分离，可达括约肌间隙（图 11-62），沿直肠壁仔细用吸引器与超声刀交替分离直肠系膜，末端直肠前壁与后壁仅附少量脂肪组织，要特别小心，极易损伤或穿透肠壁，两侧肠壁脂肪组织稍多，可沿肛提肌裂孔边缘分离，此时可将镜头倒转至盆底。便于观察和分离（图 11-62 ~ 图11-67）。

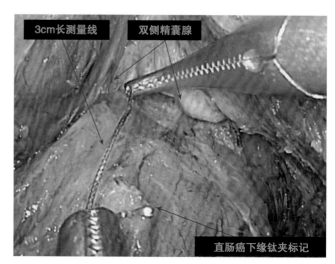

图 11-62　确定下切缘

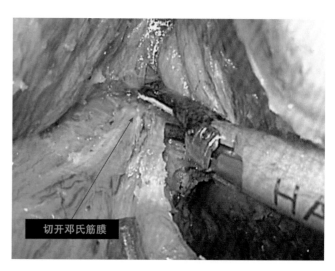

图 11-63　裸化直肠前壁

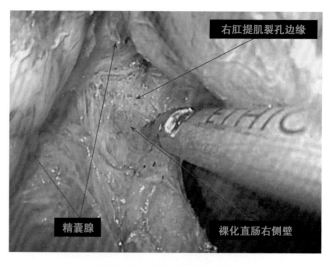

图 11-64　裸化直肠右侧壁

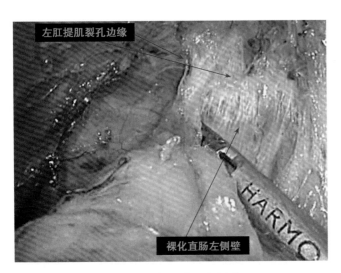

图 11-65　裸化直肠左侧壁

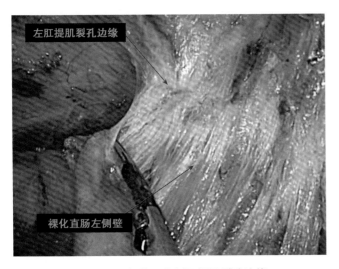

图 11-66　裸化至左侧肛提肌裂孔边缘

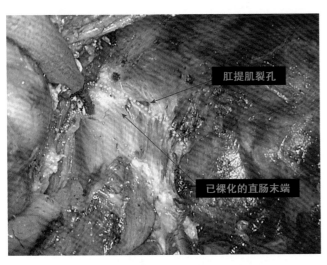

图 11-67　裸化至右侧肛提肌裂孔边缘

（2）直肠闭合：先予扩肛至可容五个指尖通过，再予 250ml 稀碘伏冲洗直肠至流出清水为止；通过 12mm 主操作孔将 45mm 可转头的切割闭合缝合器经直肠右侧置入，注意有阻力时，应将镜头倒转，检查闭合器后叶是否顶在直肠后壁，予调整后将闭合器头旋转，以便使闭合器与直肠呈垂直状态，夹闭时如无清脆响声，说明夹住组织太多，强行闭合则易使直肠残端裂开，此时释放掉部分肠壁，则夹闭时可闻清脆响声（通常厚组织要用绿钉）（图 11-68 ~ 图 11-70）；通常要用两把闭合器才可将直肠闭合切断，两次闭合切割点均存在一隆起重叠点，当估计两次闭合切割点靠近直肠残端边缘时，应减少第一次闭合肠管，调整至估计两次闭合重叠点置于直肠残端中央；第二次闭合时，助手应将直肠推入闭合器，使肠管边缘置于闭合器前叶两横线之内（图 11-71,11-72）；将巴氏钳抓住切断的直肠远端，以便提出腹外（图 11-73）。如肠管拟吻合端不能拉至盆底，则将头抬高，将患者体位改为右侧 45°，游离脾曲。

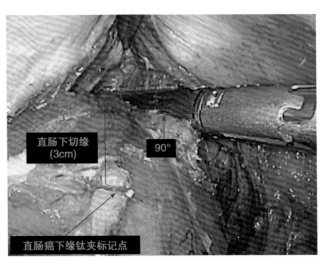

图 11-68　闭合切割器与直肠夹角的关系

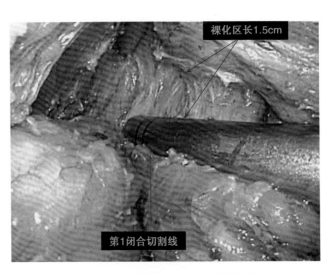

图 11-69　调整第 1 闭合切割器位置

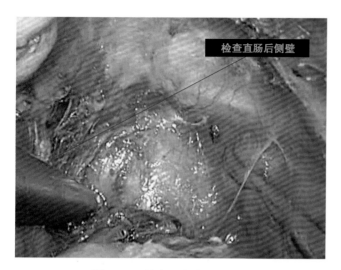

图 11-70 检查闭合器后叶位置

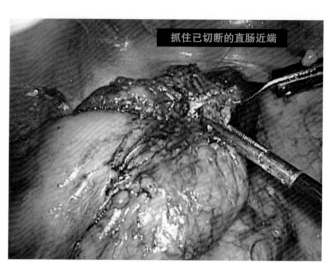

图 11-73 抓住近端肠管以取出标本

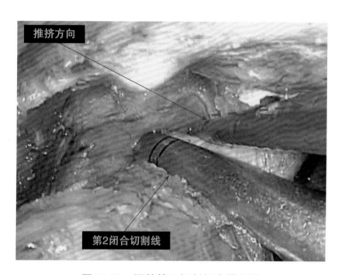

图 11-71 调整第 2 切割闭合器位置

（3）标本取出：通常在耻骨上两横指处取一长约 5cm 切口，横行切开皮肤与皮下组织，纵行切开腹白线，注意避免损伤膀胱，在充气状态下容易进入腹腔，在切口两侧用钳子抓住腹膜外提，置入保护套，通过巴氏钳将直肠远端提至切口下，如肿瘤已侵犯浆膜或系膜，取出时一定要避免连同保护套拉出，致肿瘤细胞脱落种植于切口旁（图 11-74,11-75）；在肿瘤近端 15cm 处切断乙状结肠，置入抵钉座，将其放入腹腔，冲洗切口与腹腔，用巾钳将切口夹闭，重新气腹；如拟行横结肠预防性造口，则标本可经此切口取出。

（4）直肠吻合：如直肠残端距肛缘很近，则宜用直径较小吻合器，大号吻合器不易置入直肠残端，稍不注意会顶裂残端；当吻合器难以置入直肠残端时，可用阿利斯钳夹住齿线以下 6 点肛缘皮肤向外牵拉，此

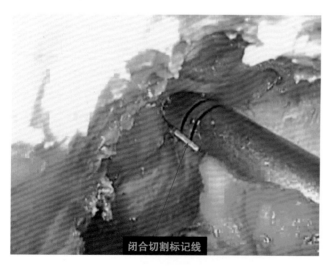

图 11-72 闭合直肠组织位于标记线内侧

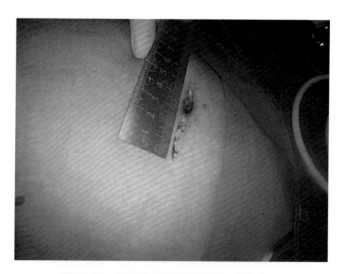

图 11-74 经耻骨上戳孔做横行标本取出口

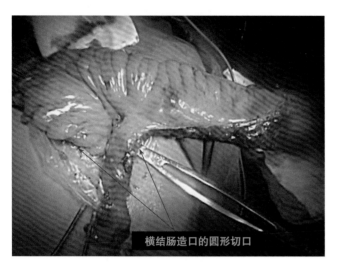

图 11-75 经拟行造口处做标本取出口

横结肠造口的圆形切口

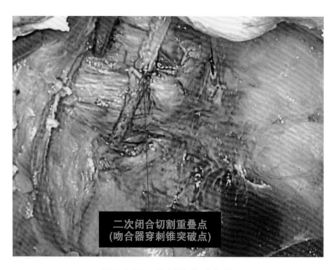

二次闭合切割重叠点
(吻合器穿刺锥突破点)

图 11-77 穿刺锥突破部位

时置入吻合器则较易,置入过程应注视显示器,以免用力不当,致残端破损;穿刺部位应从两次闭合重叠处穿出,如将其置于吻合器边缘,术后易致吻合口漏(图 11-76 ~ 图 11-79)。在击发吻合器之前,要检查近端肠管是否扭转,小肠是否从降结肠下方窜至左结肠旁沟(图 11-80);吻合之后,可在盆腔注水,作充气实验(图 11-81),如无漏气,则将盆底水吸净并擦干,在吻合口周喷洒胶水,并迅速将周围组织覆盖其上(图 11-82,11-83);如吻合口距肛缘<5.0cm者,可经肛门置入一口径较大硅管或 7.5 号气管插管(套囊内充水 20 ~ 30ml,这样可避免固定硅管于肛门周围的缝线造成行走时疼痛),术后接开口瓶(图11-84);如有明显漏气,位置较低,难以修补,应行肠造口。

(5)预防性肠造口:指征:高龄患者、营养状态

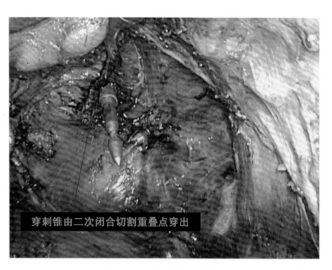

穿刺锥由二次闭合切割重叠点穿出

图 11-78 穿刺锥穿出位置

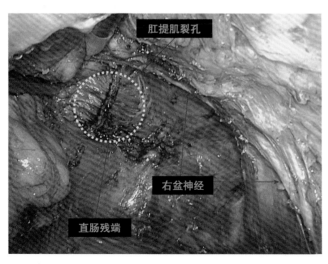

肛提肌裂孔
右盆神经
直肠残端

图 11-76 吻合前盆底上面观

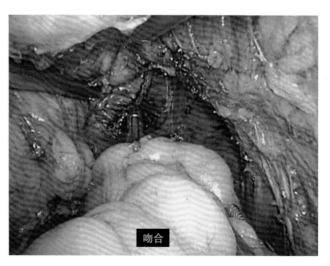

吻合

图 11-79 吻合肠管

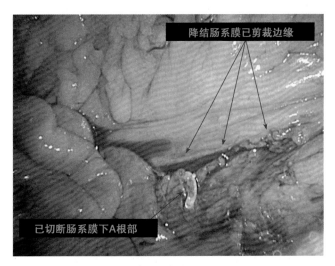

图 11-80 检查小肠是否穿入降结肠系膜后方

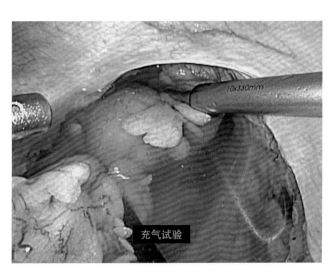

图 11-81 检查吻合口是否漏气

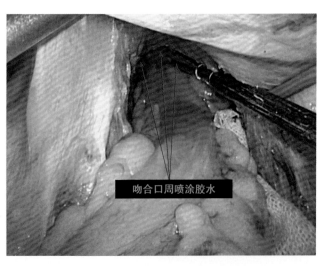

图 11-82 减少吻合口漏风险的措施

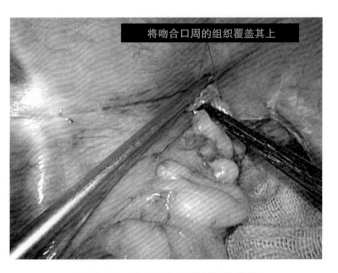

图 11-83 减少吻合口漏风险的措施

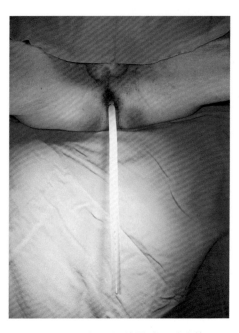

图 11-84 经肛门放置减压引流管

差、伴发全身疾病(如糖尿病)、术前行新辅助放化疗、老年妇女、且吻合口距肛缘<4~5cm者,笔者多采用右上腹横结肠袢式造口,其优点是术后肠造口护理较容易,日后肠造口闭合时切口不易感染及合并切口疝(图 11-85,11-86);但如伴发肝转移患者,拟行化疗后二期切除者则以回肠造口为宜,以免右上腹横结肠造口影响肝切除切口选择,以及术后诱发膈下感染。

(6)盆腔引流与肛管引流:笔者常规经右下腹主操作孔置入一双套管进入盆腔(图 11-86),是否放置肛管如上所述。

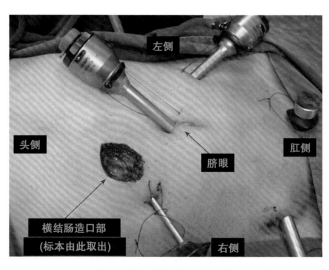

图 11-85　横结肠造口位置

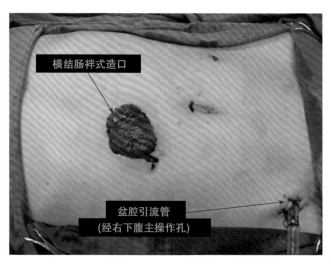

图 11-86　术毕腹部外观

（池　畔）

参 考 文 献

1. Jayne DG, Thorpe HC, Copeland J, et al. Five-year follow-up of the Medical Research Council CLASICC trial of laparoscopically assisted versus open surgery for colorectal cancer. Br J Surg, 2010,97(11):1638-1645

2. Engstrom PF, Arnoletti JP, Benson AB 3rd, et al. NCCN Clinical Practice Guidelines in Oncology: Rectal cancer. J Natl Compr Canc Netw, 2009,7(8):838-881

3. 张策,丁自海,李国新,等. 全直肠系膜切除相关盆自主神经的解剖学观察. 中国临床解剖学杂志,2006,24(1): 60-65

4. 池畔,林惠铭,卢星榕,等. 确保腹腔镜直肠系膜完全切除的手术技巧:介绍一种自创骶前隧道式分离法. 中华胃肠外科杂志,2009,12(3):317-319

5. 池畔. 腹腔镜直肠癌全直肠系膜切除手术技巧. 中华胃肠外科杂志,2010,13(6):397-399

6. 池畔. 腹腔镜直肠癌全直肠系膜切除术中保护盆自主神经的手术技巧. 中华消化外科杂志,2011,10(3):168-169

7. 池畔. 腹腔镜低位直肠癌根治术. 中国实用外科杂志,2011,31(9):867-870

第十二章

腹腔镜经括约肌间超低位直肠前切除术(部分内括约肌切除术)

一、适应证

术前影像学分期考虑 cT1 ~ cT2 期的低位直肠癌,其在完成直肠末端系膜分离后,经肛检确定癌肿下缘距肛提肌裂孔上缘<2cm 者。

术前影像学提示 cT3 ~ cT4 期,予先行新辅助放化疗后如有降期,可行该式式。

二、禁忌证

1. 新辅助放化疗后直肠癌影像学分期仍为 cT3 ~ cT4 期(已经浸润至或超过联合纵肌者)。

2. 高龄、术前肛门功能差者。

3. 对于肥胖、骨盆狭小及癌肿较大者,可改经会阴入路。

4. 病理显示肿瘤细胞分化差。

术前准备、麻醉、体位与套管放置同"腹腔镜低位(超低位)直肠前切除术"。

三、手术相关解剖(图 12-1 ~ 图 12-12)

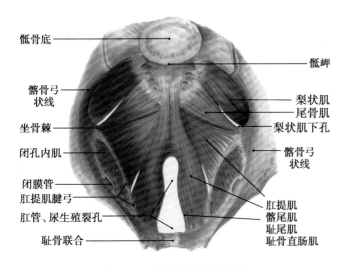

图 12-1 盆底肛提肌相关解剖

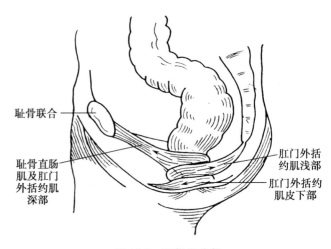

图 12-2 肛提肌分部

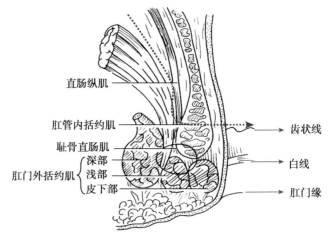

图 12-3 肛门直肠环(红线所示为括约肌间手术分离方向)

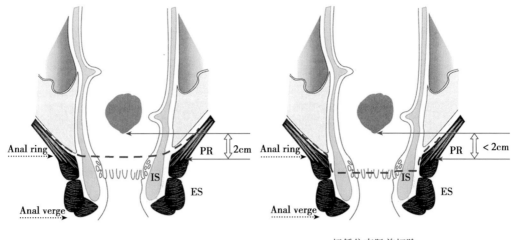

图 12-4　超低位直肠前切除手术范围

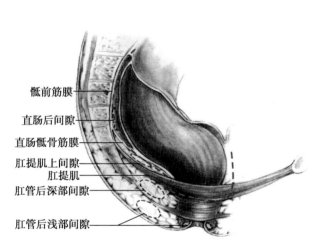

图 12-5　超低位直肠前切除手术径路
（经盆腔入路括约肌间）

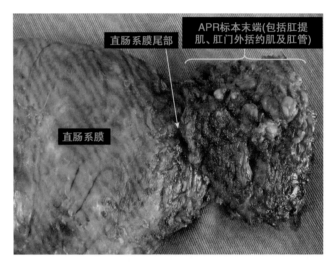

图 12-7　腹会阴联合直肠切除术标本

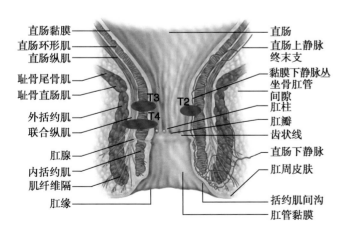

图 12-6　直肠末端及肛管的冠状面解剖图和
该处直肠癌 T 分期示意图

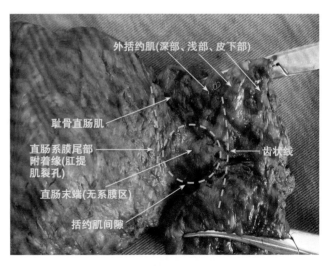

图 12-8　直肠末端无系膜区(联合纵肌包绕内括约肌)

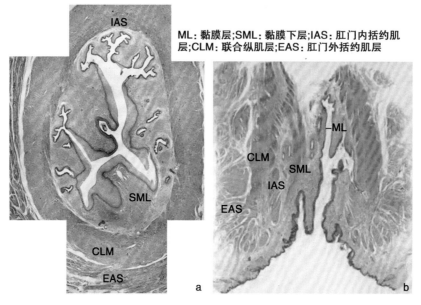

ML:黏膜层;SML:黏膜下层;IAS:肛门内括约肌层;CLM:联合纵肌层;EAS:肛门外括约肌层

图 12-9 肛管处内外括约肌及联合纵肌组织切片图
(a. 横断面;b. 冠状面)

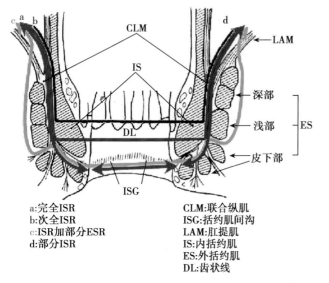

a:完全ISR   CLM:联合纵肌
b:次全ISR   ISG:括约肌间沟
c:ISR加部分ESR   LAM:肛提肌
d:部分ISR   IS:内括约肌
         ES:外括约肌
         DL:齿状线

图 12-10 ISR 分类示意图
(ESR:肛门外括约肌切除术)

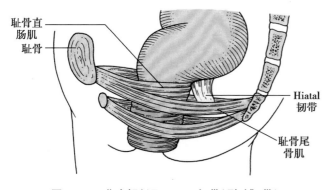

图 12-11 盆底解剖示 Hiatal 韧带(裂孔韧带)

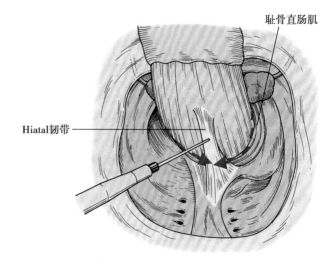

图 12-12 切断 Hiatal 韧带显露肛管全周

四、手 术 步 骤

1. 经盆入路

(1) 肛提肌裂孔以上直肠分离同超低位直肠前切除术[见第十一章腹腔镜低位(超低位)直肠前切除术中图 11-5 ~ 图 11-67]。

(2) 括约肌间分离:在完成了沿肛提肌裂孔边缘直肠末端系膜裸化之后,经肛检后确定癌肿下缘距肛提肌裂孔<2cm,决定行括约肌间直肠分离,首先切断直肠后方的 Hiatal 韧带(裂孔韧带)(图 12-11,12-12),使直肠与肛提肌分离,再提起肛提肌裂孔右侧边缘耻骨直肠肌,沿直肠纵行肌表面向下锐性分离(肛提肌裂孔内直肠无系膜),当见到曲张的血管丛表明已分离达

齿状线水平即可,同法分离直肠前、后、左侧括约肌间隙(图12-13～图12-15)。

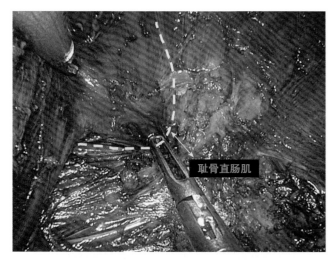

图12-13 提起肛提肌裂孔右侧边缘的耻骨直肠肌,黄线示括约肌间沟所在位置

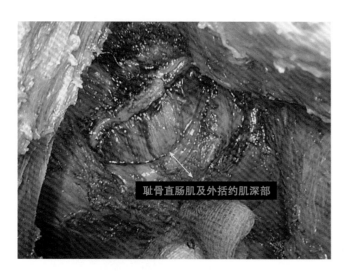

图12-14 图示耻骨直肠肌内侧的括约肌间隙及直肠残端

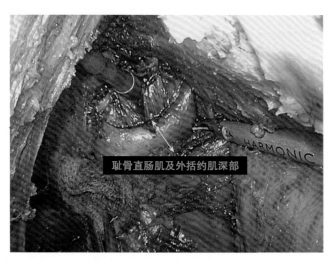

图12-15 图示耻骨直肠肌内侧的括约肌间隙及直肠残端

(3)直肠切断与吻合:再次肛检确定直肠癌肿下缘距齿状线>2cm,可在盆腔内切断直肠并吻合,同第十一章腹腔镜低位(超低位)直肠前切除术图11-68～图11-86,如直肠癌下缘距齿状线<2cm,可在癌肿近端15cm处切断乙状结肠,将直肠近端经肛门翻转至会阴部,直视下距癌肿下缘1～2cm处闭合切断,将残端回纳,完成吻合;经右侧主操作孔放置双套管至盆底;加行预防性肠造口(横结肠造口或回肠造口)。该术式的切除范围如图12-10中的d线所示。

2. 经会阴入路 如经以上盆腔入路分离后,肛检直肠癌下缘虽距离齿状线>2cm,但因骨盆狭小,行直肠闭合切断无法保证安全下切缘,可通过会阴部行ISR。

行会阴部消毒后,放置圆盘拉钩(图12-16,12-17),直视下在距离癌肿下缘2cm、齿状线水平上横行切透至内、外括约肌间隙,向上分离注意辨认呈粉红色的内括约肌(鸡肉丝样),而外括约肌呈牛肉丝样,此法容易分离至盆腔。再经肛门将标本拖出,于癌症上方15cm横断乙状结肠;将乙状结肠与肛管行端端缝合,术后加行横结肠袢式造口,经盆腔放置引流管。

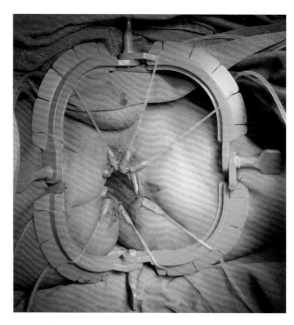

图12-16 应用Lone Star圆盘拉钩行经会阴入路ISR

注意事项:①行括约肌间分离时,女性患者要注意避免分破阴道后壁,男性患者要注意避免损伤后尿道;②特别注意不要分破直肠及损伤外括约肌;③如经会阴部行ISR,要将已分离的直肠远端缝合,避免肿瘤细胞种植。

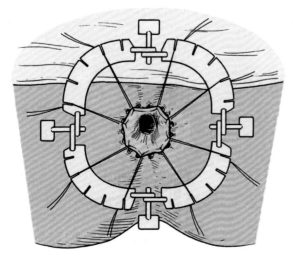

图 12-17 行结肛吻合

(池 畔)

参 考 文 献

1. Braun J,Treutner KH,Winkehau G,et al. Results of intersphincteric resection of the rectum with direct coloanal anastomosis for rectal carcinoma. Am J Surg,1992,163(4):407-412

2. 李敏哲,杜燕夫,王振军,等. 腹腔镜下全直肠系膜加经内外括约肌间切除用于超低直肠癌保肛手术. 腹腔镜外科杂志,2006,11(3):205-207

3. Watanabe M,Teramoto T,Hasegawa H,et al. Laparoscopic ultralow anterior resection combined with per anum intersphincteric rectal dissection for lower rectal cancer. Dis Colon Rectum,2000,43(10):94-97

4. Tilney HS,Tekkis PP. Extending the horizons of restorative rectal surgery:intersphincteric resection for low rectal cancer. Colorectal Dis,2008,10(1):3-15

5. Saito N,Moriya Y,Shirouzu K,et al. Intersphincteric resection in patients with very low rectal cancer:a review of the Japanese experience. Dis Colon Rectum,2006,49(10):13-22

6. Chamlou R,Part Y,Simon T,et al. Long-term results of intersphincteric resection for low rectal cancer. Ann Surg,2007,246(6):916-921

7. Rullier E,Laurent C,Bretagnol F,el al. Sphincter-saving resection for all rectal carcinomas:the end of the 2-cm distal rule. Ann Surg,2005,241(3):465-469

8. 王振军,梁小波,杨新庆,等. 经肛门内外括约肌间切除直肠的直肠癌根治术疗效评价. 中华胃肠外科杂志,2006,9(02):111-113

9. 丛进春,戴显伟,张宏,等. 超低位直肠癌经括约肌间切除术后的肛门功能评价. 中国现代医学杂志,2008,18(6):795-798

10. 姚宏伟,刘荫华. 直肠癌治疗理念更新——强调术前多学科评估. 中国实用外科杂志,2009,29(9):717-721

11. 池畔,林惠铭,卢星榕,等. 腹腔镜经盆腔入路括约肌间超低位直肠前切除术治疗直肠癌可行性研究. 中国实用外科杂志,2010,30(3):203-205

12. 张君君. 肛管联合纵肌及肛腺的巨—微解剖学研究. 安徽医科大学,2009

13. Bamba Y,Itabashi M,Kameoka S. Preoperative evaluation of the depth of anal canal invasion in very low rectal cancer by magnetic resonance imaging and surgical indications for intersphincteric resection. Surg Today,2012,42(4):328-333

14. 戴朝六,张宏,等. 直肠肛门外科手术操作要领与技巧. 北京:人民卫生出版社,2012

第十三章

腹腔镜经腹柱状腹会阴联合切除术——不改变体位并联合脱细胞真皮基质补片重建盆底

一、适应证

低位直肠癌（距肛缘 5cm 以内的直肠癌）侵犯了肛门外括约肌或肛提肌，先行新辅助放化疗后行腹会阴联合切除（abdominoperineal resection，APR），鉴于近年研究表明 APR 手术后与 LAR 相比患者局部控制率与总体生存率较差，近年有学者提出了柱状腹会阴联合切除术（cylindrical abdominoperineal resection，cAPR）或称肛提肌外腹会阴联合切除术（extralevator abdominoperineal resection，ELAPR），该术式可以降低局部复发率与 CRM 阳性率，从而改善预后。

二、禁忌证

1. 高龄、营养状态差或伴有其他严重疾病无法耐受麻醉或手术者。
2. 直肠癌局部广泛浸润呈冰冻骨盆无法切除者。

术前准备、麻醉、体位与套管放置同"腹腔镜低位（超低位）直肠前切除术"。

三、手术相关解剖（图 13-1 ~ 图 13-3）

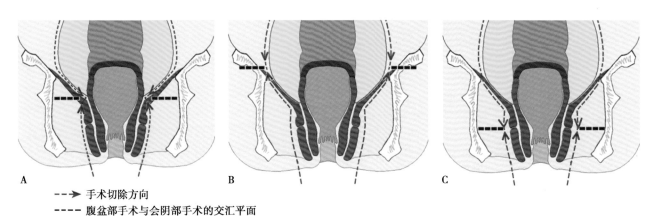

- - -▶ 手术切除方向
- - - - 腹盆部手术与会阴部手术的交汇平面

A　　　　　　　　　　　B　　　　　　　　　　　C

图 13-1A　传统 APR　　　　　**图 13-1B　开腹 ELAPR**　　　　　**图 13-1C　腹腔镜 ELAPR**

注：传统 APR 的腹会阴手术交汇平面在肛提肌裂孔外侧约 1cm；开腹 ELAPR 腹会阴手术交汇平面在肛提肌起始部；腹腔镜 ELAPR 腹会阴手术交汇平面在坐骨肛管间隙脂肪层面（肛提肌的切除起点同开腹 ELAPR）

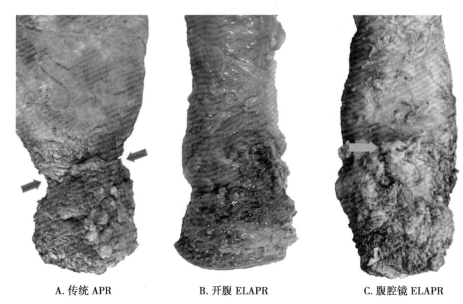

A. 传统 APR   B. 开腹 ELAPR   C. 腹腔镜 ELAPR

图 13-2　三种 APR 手术切除标本比较(红色箭头所指为外科腰,图 13-2B 及图 13-2C 消除了外科腰,图 13-2B 中的标本切除了较多的坐骨肛管间隙脂肪,图 13-2C 中绿色箭头所指为附着在直肠系膜上的肛提肌;图 13-2B 引自参考文献 6)

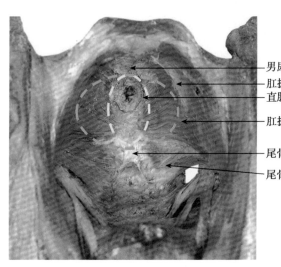

男尿道膜部
肛提肌腱弓
直肠残端
肛提肌
尾骨尖
尾骨肌

图 13-3　传统 APR(黄色虚线所示)与 ELA-PR(绿色虚线所示)盆底切除范围比较表明:在直肠前方传统 APR 和 ELAPR 相似;在直肠两侧,后者较前者切除范围增加至肛提肌起始点;直肠后方如癌肿未侵犯尾骨,则不必切除,两者切除范围相似

四、手术步骤

1. 腹盆部手术

(1) 按腹腔镜直肠癌根治术的常规手术步骤行左侧 Toldt 间隙分离,高位清扫肠系膜下动脉与静脉根部淋巴结,并结扎切断,游离直肠系膜至骶岬,术中保护输尿管和盆腔自主神经。

(2) 直肠后方解剖分离:按 LAR 沿直肠后间隙分离至水平平面与垂直平面(肛提肌平面)交界处,即为尾骨尖位置,可用吸引器头敲击证实,直视下切断肛尾韧带(图 13-4,13-5)。

(3) 直肠前方解剖分离:在腹膜返折线上 0.5cm 处弧形切开腹膜,这样可以保证 Denonvilliers 筋膜完整无损。对男性患者锐性分离达前列腺上缘时要横断

Denonvilliers 筋膜,向下即可较容易达肛提肌裂孔的上缘。对女性可直接沿 Denonvilliers 筋膜表面锐性分离至肛提肌裂孔的上缘,也需横断 Denonvilliers 筋膜,除非术前影像学已提示阴道后壁受侵,需一并切除。分离过程注意保护盆神经(图 13-6,13-7)。

(4) 直肠两侧的解剖:沿 Holy 平面分离达肛提肌的起点处(肛提肌腱弓)后不再继续分离肛提肌与直肠系膜的平面,亦可通过器械敲击感知有骨性感即为肛提肌腱弓。直接用电凝钩从肛提肌腱弓内侧垂直向盆底切割肛提肌(用电凝切割止血效果好),并渐弧形弯向尾骨尖,该肌完全被切断时,可见黄色的坐骨肛管间隙脂肪组织显露,使两侧肛提肌被切断的切口在尾骨尖汇合,并超越尾骨尖可见黄色脂肪组织(图13-8~图 13-12)。

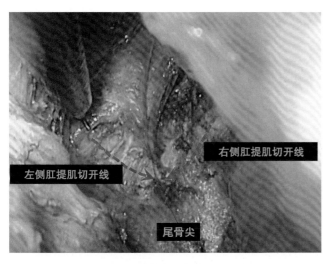

图 13-4 向尾骨尖方向切开两侧肛提肌

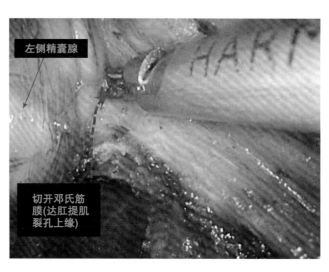

图 13-7 分离左侧邓氏筋膜达肛提肌裂孔上缘

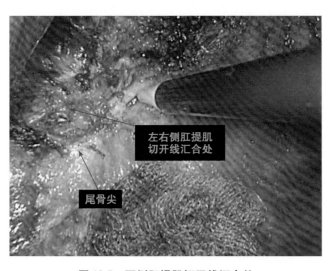

图 13-5 两侧肛提肌切开线汇合处

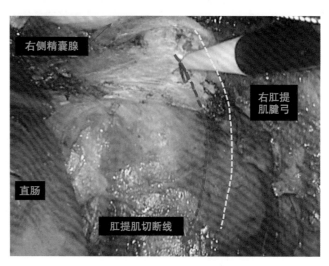

图 13-8 右侧肛提肌拟切断线

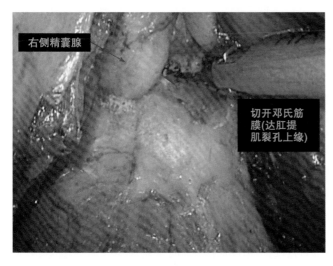

图 13-6 分离右侧邓氏筋膜达肛提肌裂孔上缘

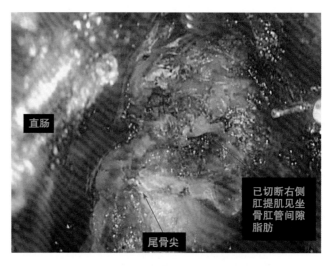

图 13-9 已切断右侧肛提肌见坐骨肛管间隙脂肪

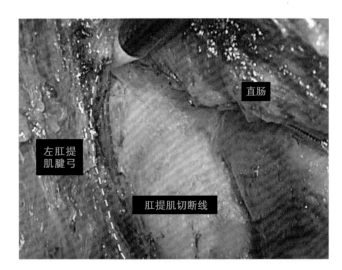

图 13-10 左侧肛提肌拟切断线

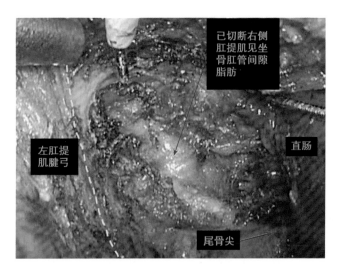

图 13-11 已切断左侧肛提肌见坐骨肛管间隙脂肪

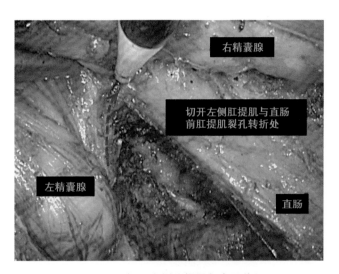

图 13-12 切开左侧肛提肌与直肠前肛
提肌裂孔转折处

（5）腹膜外结肠造口：腹腔镜下用线性切割闭合器切断乙状结肠（距离肿瘤近端 15cm 处），近侧结肠经左侧腹膜外隧道于左下腹戳卡 C 处拖出，并行永久性结肠造瘘；在左结肠旁沟结肠通过处用钛夹夹闭裂口，以防术后造口旁疝；盆底腹膜不做缝合（图13-13 ~ 图 13-19）。

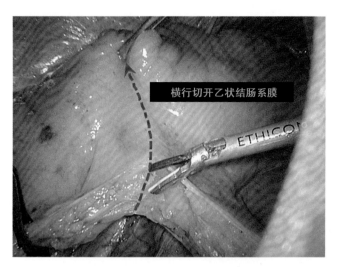

图 13-13 剪裁乙状结肠系膜

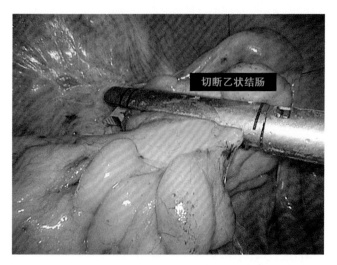

图 13-14 线性切割闭合器切断乙状结肠

2. 会阴部手术 患者仍处于截石位，双荷包缝闭肛门，按传统的 APR 手术切开会阴部两侧与后方皮肤及坐骨肛管脂肪组织。由于腹部手术时候已经进行直肠及肛提肌的柱状切除，会阴部手术极容易与腹组盆底手术平面相通，仅剩前方少许组织未分离。即在前方切开会阴浅横肌后缘向上分离前列腺被膜的融合处和直肠尿道肌（如直肠前壁肿瘤累及前方的盆筋膜脏层和壁层，部分前列腺和阴道壁也可一并切除；如果直肠后壁肿瘤累及下位骶尾骨，也可一并切除）。切除的

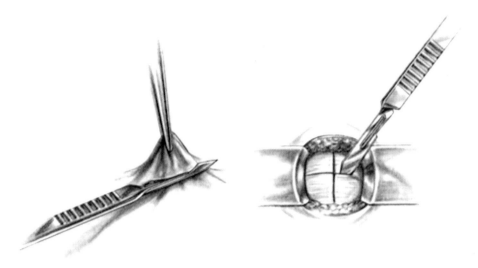

图 13-15　在左下腹造口处切开皮肤,十字切开腹直肌前鞘

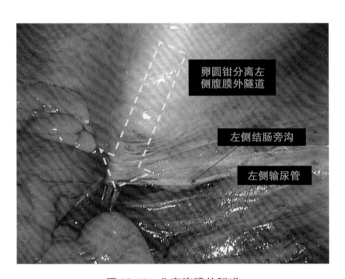

图 13-16　分离腹膜外隧道

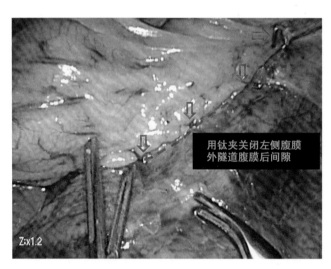

图 13-18　关闭腹膜外隧道腹膜(红色箭头所指示为钛夹)

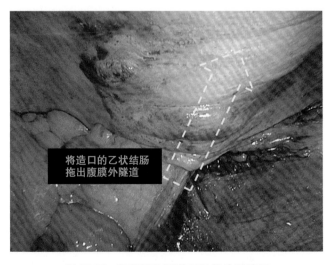

图 13-17　经腹膜外隧道行乙状结肠造口

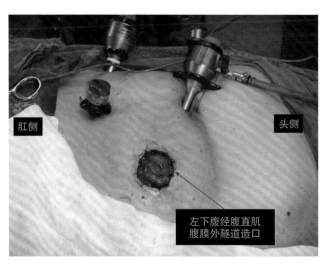

图 13-19　经腹直肌腹膜外隧道造口

标本呈柱状,消除了传统 APR 手术的外科腰。

创面彻底止血后,经耻骨上戳卡用温水冲洗盆腔与腹腔创面,会阴部重新消毒、铺巾,根据盆底缺损大小,将剪裁好的脱细胞真皮基质补片用 3-0 可吸收缝线间断缝合在盆壁残余肌肉上,缝合皮下组织、皮肤(图 13-20 ~ 图 13-29)。

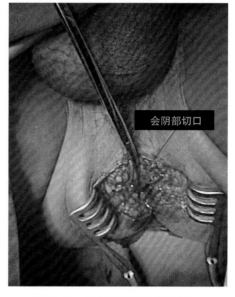

图 13-23 撑开器暴露会阴部切口

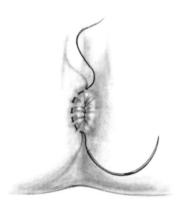

图 13-20 荷包封闭肛门

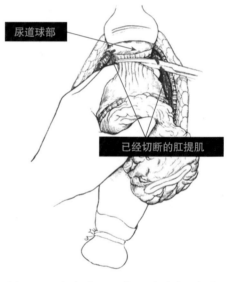

图 13-24 切断直肠尿道肌,移除直肠标本

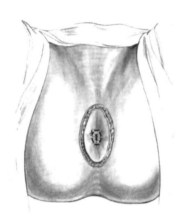

图 13-21 在肛门周围做一梭形切口

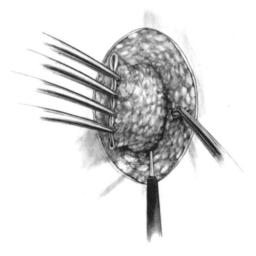

图 13-22 分离会阴部切口的皮下脂肪组织

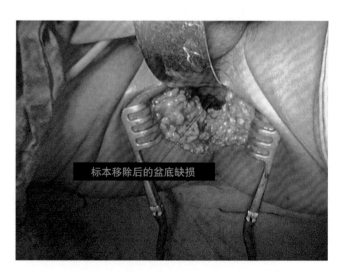

图 13-25 盆底缺损

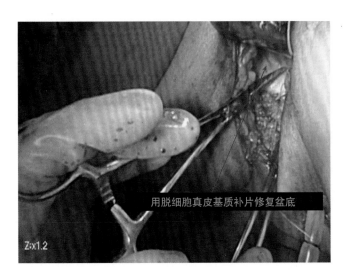

用脱细胞真皮基质补片修复盆底

图 13-26　盆底修复

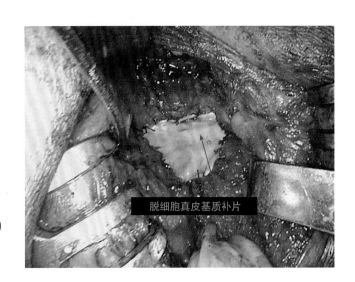

脱细胞真皮基质补片

图 13-27　重建后的盆底（经会阴观察）

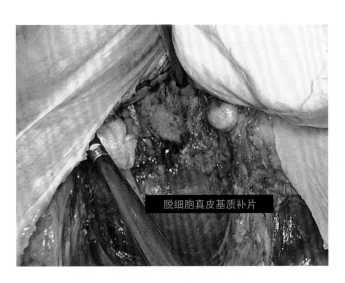

脱细胞真皮基质补片

图 13-28　重建后的盆底（经盆腔观察）

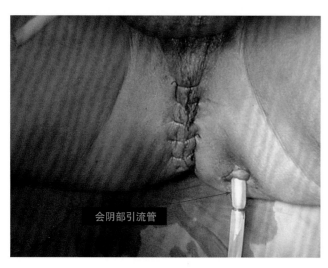
会阴部引流管

图 13-29 经会阴侧方放置补片前引流管

注意事项：①左结肠旁沟结肠通过处的侧腹膜转折部不应呈直角，以免压迫乙状结肠致术后肠梗阻；②术毕应将末端回肠铺盖至盆底，其近端小肠呈弹簧状依次顺序排列至近端，以防术后粘连性肠梗阻；因所有 T3 期以上患者术前已行盆腔放疗，故无术后放疗所致的放射性小肠炎及肠粘连的顾虑；③不关闭盆底腹膜的原因是避免关闭不全所致的盆底腹膜裂孔疝；④为预防盆底感染，应经腹壁放置盆底引流管，同时经会阴侧方放置补片前双腔引流管，术后持续灌洗、负压吸引至术后一周无感染迹象时拔除。

（池　畔）

参 考 文 献

1. 卫生部医政司. 结直肠癌诊疗规范(2010 年版). 2010：21-23
2. Engstrom PF, Arnoletti JP, Benson AB 3rd, et al. NCCN Clinical Practice Guidelines in Oncology：Rectal cancer. J Natl Compr Canc Netw, 2009, 7(8)：838-881
3. Holm T, Ljung A, Häggmark T, et al. Extended abdominoperineal resection with gluteus maximus flap reconstruction of the pelvic floor for rectal cancer. Br J Surg, 2007, 94：232-238
4. Marecik SJ, Zawadzki M, Desouza AL, et al. Robotic cylindrical abdominoperineal resection with transabdominal levator transection. Dis Colon Rectum, 2011, 54(10)：1320-1325
5. Brown G, Daniels IR. Preoperative staging of rectal cancer：the MERCURY research project. Recent Results Cancer Res, 2005, 165：58-74
6. West NP, Anderin C, Smith KJ, et al. European Extralevator Abdominoperineal Excision Study Group. Multicentre experience with extralevator abdominoperineal excision for low rectal cancer. Br J Surg, 2010, 97：588-599
7. 王振军. 直肠癌柱状腹会阴联合切除的手术技巧及评价. 中华胃肠外科杂志, 2010, 13(6)：392-394
8. 池畔, 陈致奋, 林惠铭, 等. 腹腔镜经腹柱状腹会阴联合切除术治疗低位直肠癌. 中华胃肠外科杂志, 2012, 15(6)：589-593

第十四章

机器人辅助腹腔镜直肠前切除术

一、适应证

同腹腔镜直肠癌根治术。

二、禁忌证

同腹腔镜直肠癌根治术。

三、术前准备

同腹腔镜直肠癌根治术。

四、麻醉

同腹腔镜直肠癌根治术。

五、体位及机器摆放

患者体位采取膀胱截石位(图14-1),手术室机器摆放(图14-2),机器人手术 Trocar 孔设置比较特殊,应严格按照操作手册建议方法进行设置,否则操作时机器手臂容易发生碰撞。一般采用四孔法,机械臂的放置如下(图14-3):A 点(镜头臂),脐部右上方 3~4cm 放置 12mm 的 Trocar 作为观察孔(图14-4),此孔距耻骨联合宜保持在 22~24cm 之间。B 点(1 臂):右侧操作孔,位于右侧腋中线与髂前上棘连线,距观察孔至少 8cm,距耻骨联合 14~16cm 的位置。C 点(2 臂)左侧操作孔,左侧髂前上棘上方 3~4cm 与左锁骨中线外侧 5cm 交点。D 点(助手操作孔),B 点上方 8~10cm 与 A 点外侧 8cm 的交点,此孔主要用于助手进行冲洗、吸引、结扎、牵控等辅助操作。术前由台上护士完成镜头焦距校对(图14-5)。

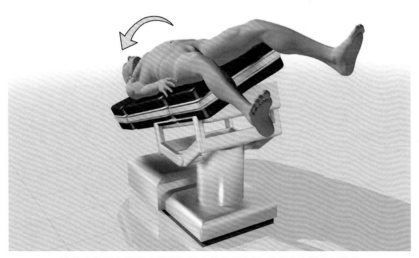

达芬奇机器人辅助直肠癌根治术体位示意图-患者取头低右倾体位

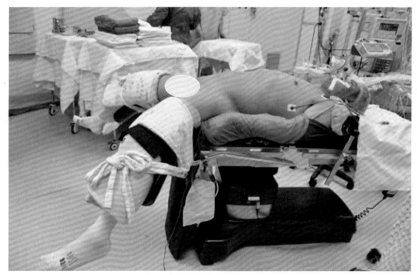

达芬奇机器人辅助直肠癌根治术体位照片-患者取头低右倾体位

图 14-1 患者体位摆放

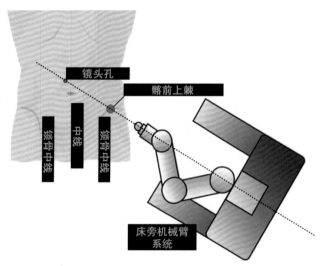

图 14-2 机械臂放置示意图

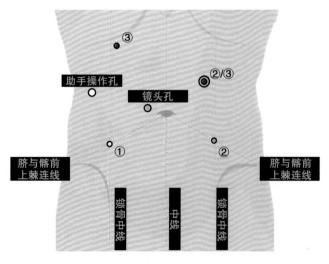

图 14-3 Trocar 孔设置示意图

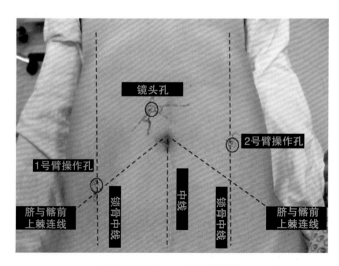

图 14-4 Trocar 孔设置照片

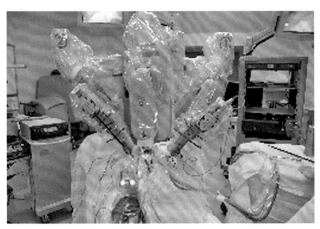
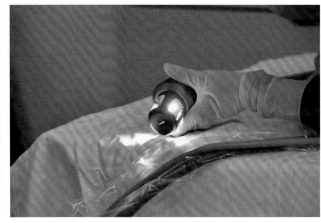

图 14-5　术前进行对焦等操作

六、手术步骤

首先确定入刀点,以右侧输尿管为标志,在其内侧 2cm 处骶骨前方切开后腹膜,沿乙状结肠系膜根部分别向上向下游离(图 14-6)。在腹主动脉下方距左右髂总动脉分叉约 3~4cm 处,分离出肠系膜下动脉根部(图 14-7)。用 Hemlock 夹结扎此动脉后切断(图 14-8)。在肠系膜下动脉外上方约 2cm 处游离结扎切断肠系膜下静脉(图 14-9)。将肠管及系膜上提显露 Toldt 间隙,向左上及左下侧腹壁游离显露并保护左侧输尿管(图 14-10)。切开骶骨直肠韧带进入骶前间隙(图 14-11)。沿疏松间隙继续向下游离直肠后间隙(图 14-12)。将乙状结肠向右侧牵引,沿左侧腹壁与乙状结肠系膜的黄白交界线切开,进入后腹膜 Toldt 间

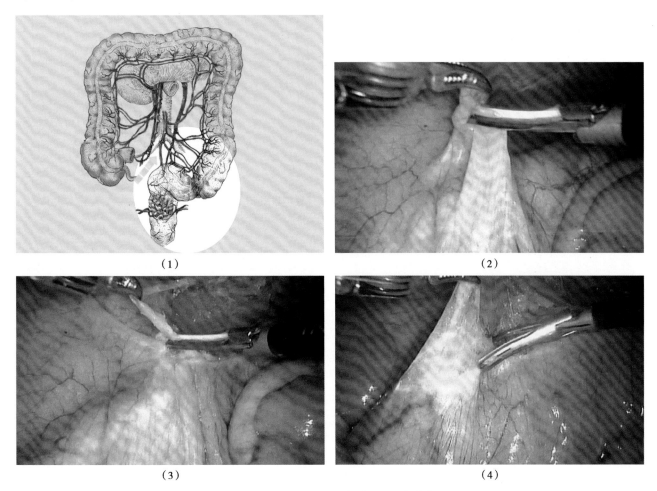

（1）

（2）

（3）

（4）

图 14-6　右侧入路切开腹膜向上下方游离

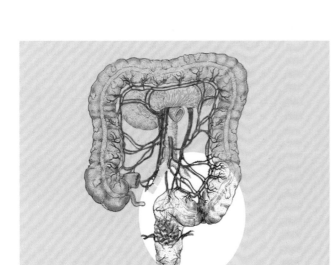

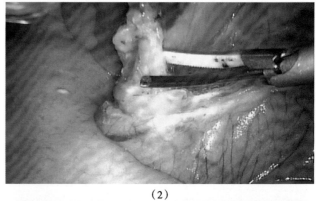

（2）

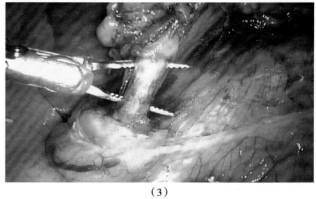

（3）

（1）

图 14-7　游离肠系膜下动脉

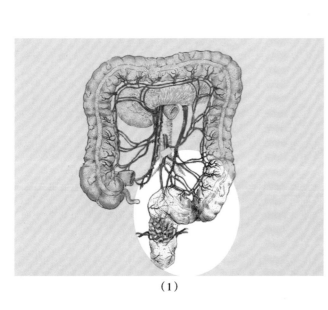

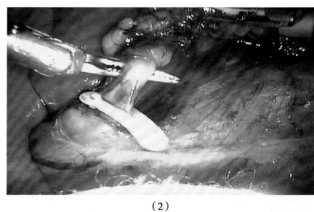

（2）

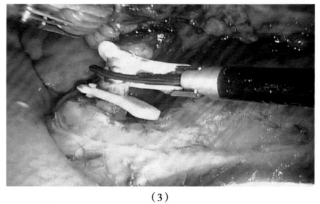

（3）

（1）

图 14-8　结扎切断肠系膜下动脉

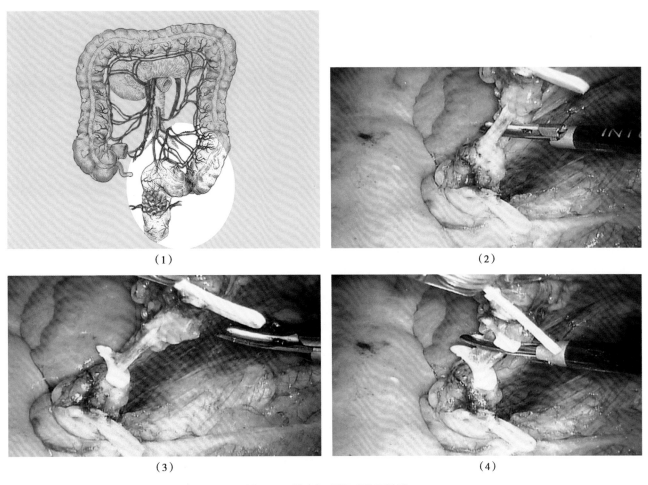

（1）

（2）

（3）

（4）

图 14-9 游离切断肠系膜下静脉

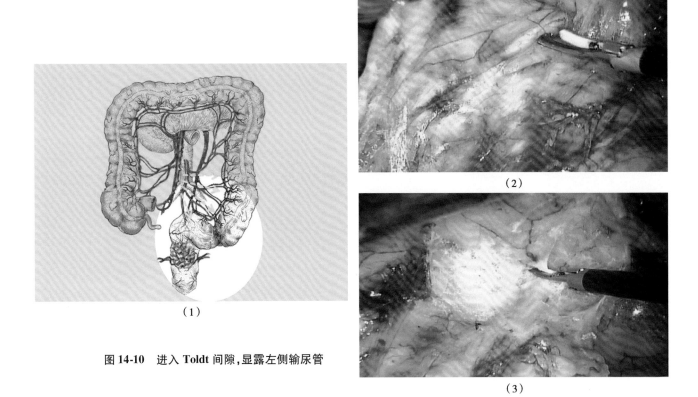

（1）

（2）

（3）

图 14-10 进入 Toldt 间隙,显露左侧输尿管

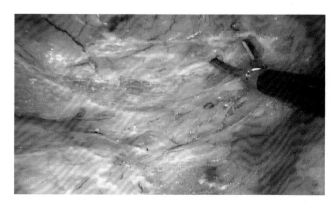

图 14-11 游离骶前间隙

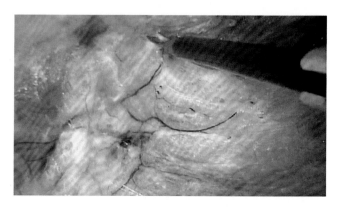

图 14-12 游离直肠后间隙

隙,与内侧会师(图 14-13),继续向下游离直肠两侧系膜,与骶前间隙、直肠后间隙会师(图 14-14),在直肠膀胱陷凹或直肠子宫陷凹切开盆底腹膜,在直肠前间隙沿 Denonvilliers 筋膜游离低位直肠,男性注意保护精囊腺及前列腺,女性注意保护阴道后壁,环周裸化距肿瘤下缘 2~5cm 直肠壁,用腹腔镜下直线切割闭合器于肿瘤远端切断直肠(图 14-15)。解除气腹,移开床旁机械臂系统,于左下腹取 4~5cm 切口,逐层切开

进腹,放置切口保护膜,将离断的直肠及其系膜提出腹腔外(图 14-16)。距离肿瘤上缘 8~10cm 切断直、乙交界肠管,从而切除包括直肠肿瘤,远近端肠管及其相应系膜。在近端肠管断端放置吻合器钉砧头,缝合腹壁切口,重建气腹,完全腔内吻合(图 14-17),生理盐水冲洗手术创面,确切止血后,于吻合口旁放置乳胶引流管自右侧 Trocar 孔引出(图 14-18)。逐个缝合穿刺孔,术毕(图 14-19,14-20)。

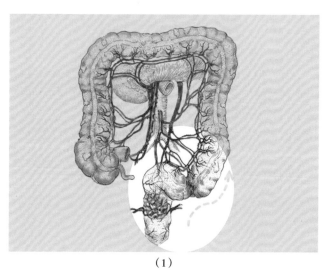

(1)

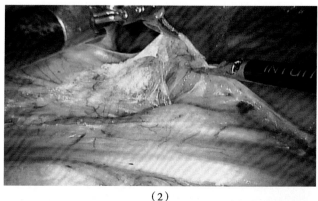

(2)

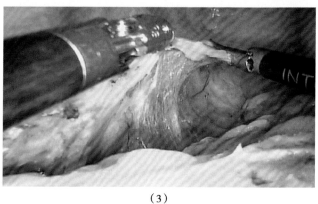

(3)

图 14-13 从左侧进入 Toldt 间隙,与内侧间隙贯通

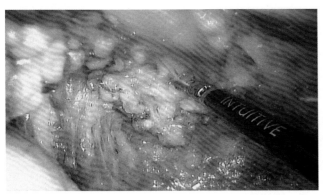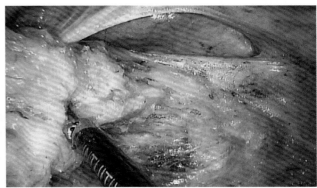

图 14-14　裸化肿瘤远端肠管

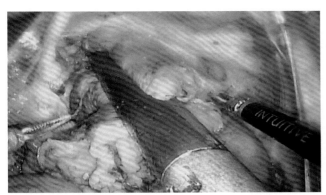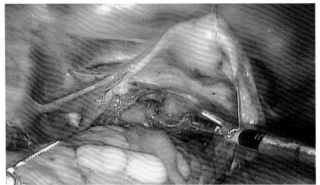

图 14-15　用腔镜下直线切割闭合器切断肿瘤远端肠管

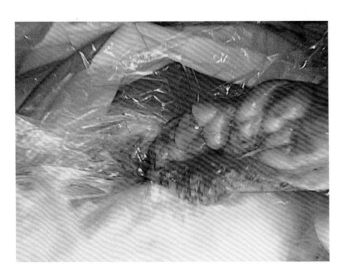

图 14-16　将离断的直肠及其系膜提出腹腔外

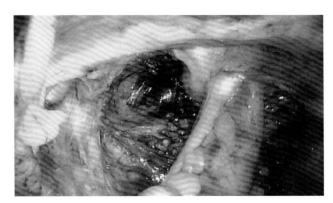

图 14-17　完成腔内吻合

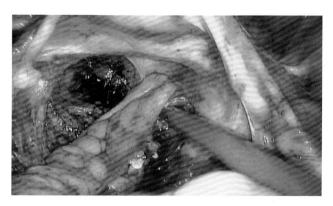

图 14-18 盆腔放置引流管

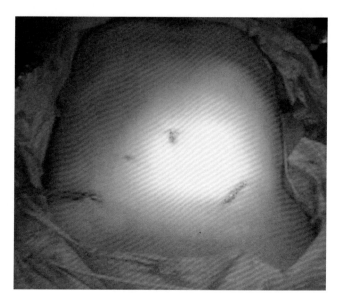

图 14-19 术毕切口

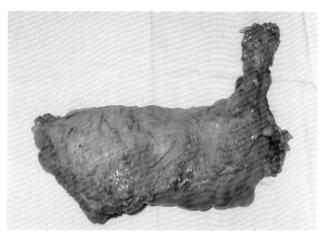

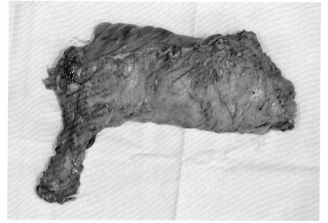

图 14-20 切除的直肠肿瘤标本

结 语

我国机器人手术的困难与对策

自 2006 年底第一台达芬奇机器人手术系统落户中国人民解放军总医院以来,国内已陆续开展心胸外科、肝胆外科、胰腺外科、胃肠外科等手术机器人手术 2000 多例,尤其中国人民解放军总医院心脏外科高长青教授在其领域已经达到了国际先进水平。目前面临的最大问题是手术机器人的普及率远低于欧美,也不及亚洲日、韩等近邻。分析其主要原因是国内手术机器人的使用成本昂贵,这与我国现阶段的基本国情和医疗体制改革的目标不相符合。手术机器人使用成本高表现在购置费用高、手术成本高、维护费用高,而造成这一现象的主要原因是生产商的技术垄断。在国

外,尽管机器人手术的直接费用有所提高,但术后患者在重症监护室和普通病房的住院时间缩短,术后用药量减少,并发症发生率降低,这必然会降低相关的治疗费用。事实上,美国单台达芬奇机器人手术的费用与传统手术已基本持平。但国内医疗收费的构成与国外不同,导致目前达芬奇机器人手术比传统手术费用高 2 万~3 万元。

目前,国内外研究人员正在加紧研制各种手术机器人及其辅助设备、耗材。从长远看,现已存在的手术机器人技术和市场的垄断地位可能被打破,手术机器人使用成本的下降是必然趋势。在国外,手术机器人即将进入飞跃式发展阶段,我国还处于发展初期,但是具有巨大的发展潜力,随着国民经济的进一步发展,我们相信机器人手术在国内一定拥有美好的未来。

(杜晓辉)

第<ruby>十五<rt></rt></ruby>章

腹腔镜结直肠癌根治术围手术期并发症防治策略

本章将该类手术的并发症按术中与术后并发症分别论述。文献中很少阐述术中并发症的防治,故作者重点将个人经验加以总结,供同道们借鉴。

第一节 术中并发症

一、穿刺损伤

1. 大血管损伤

(1) 原因:大量文献统计资料显示:开放法与闭合法(Veress针)建立气腹相比较,前者更为安全;术者经验至关重要,主要是穿刺锥用力不当盲穿所致。文献报道每1000次穿刺危险例次为0.8,第一穿刺占血管损伤的75%;梭形穿刺锥比圆形穿刺锥更多见。

(2) 临床表现:气腹难以建立,突发不明原因低血压,镜下见迅速增大腹膜后血肿。

(3) 预防:①应用Veress针穿刺时采用滴水试验证实气腹针是否在腹腔内;②经验不足,无把握时采用开放法建立气腹;③应用一次性钝头穿刺锥,穿刺时两侧巾钳要提紧,使腹壁尽量抬高远离其下大血管。

(4) 治疗:①一旦怀疑腹膜后大血管损伤,要立即中转开腹,压住血肿出血点,由于血肿巨大,往往要迅速找到出血点有难度;②迅速准备血管外科缝合器械,同时请血管外科医师协助处理。

2. 肠管损伤

(1) 原因:大宗病例报道腹腔镜手术内脏损伤为0.1%~0.5%,大都为空腔脏器损伤,如术中未被发现,术后易延误诊治,酿成严重后果。①多发于既往有腹部手术史,原切口脐部者;②胃肠严重胀气者;③电凝钩误伤。

(2) 临床表现:肠管损伤后呈灰白色;术后近期不明原因腹膜炎。

(3) 预防:①直肠癌根治术,行高位肠系膜下静脉分离结扎,易损伤十二指肠空肠曲,故当沿小肠系膜根分离时,要注意显露隐藏在粘连带下的空肠曲(录1);②行脾曲分离时,应距结肠0.5cm处切割分离大网膜(录2);③行根治性右半结肠切除术时,在清扫肠系膜上静脉右侧淋巴脂肪组织时,应先将其下方横行的十二指肠水平段游离;④对近脐部既往有手术史患者,最佳方式是开放式置入第一个穿刺锥,且通过第二穿刺锥在腹腔镜下检查粘连于第一穿刺锥附近小肠是否受损。

(4) 治疗:①术中一旦发现肠管损伤,应及时缝合修补;②术后一旦出现不明原因的腹膜炎,应及时开腹探查。当发现系粘连于既往手术切口下的肠管损伤,不要满足于所发现小肠损伤破口,应全面探查,以防可能存在Trocar贯穿所致的肠管多处损伤。福建医科大学附属协和医院肝胆外科曾遇一例既往有腹部手术史行腹腔镜胆囊切除术(LC)患者,术后因腹膜炎,两次剖腹探查才证实第一穿刺锥造成小肠两处损伤,实际两处损伤距离很近,应以为戒,应仔细探查。

二、高碳酸血症

1. 原因 ①严重而广泛的皮下气肿;因穿刺针误入腹膜外,Trocar反复脱出致皮下间隙增大,特别是老年患者;②肌松效果不佳,腹压过高>16mmHg;③手术时间长,腹膜吸收CO_2量多;④术前心肺功能差。

2. 临床表现 心肺功能异常。

3. 预防 ①术中严密监测$PETCO_2$、P、血氧饱和度、肺通气量、呼吸道压力、血气与心功能;②术中保持良好肌松,尽量缩短手术时间;③术中常规用缝线将Trocar固定于腹壁;④术后常规查血生化,及时发现。

4. 治疗　术中一旦发现高碳酸血症,应尽快结束手术,排除腹腔内 CO_2,特别是皮下、纵隔广泛气肿的老年患者或术前心肺功能不佳者。

三、术中肠系膜血管损伤并大出血

1. 概述　文献中极少有关结直肠手术肠系膜血管损伤概率报道。

(1) 原因:①血管解剖变异;②术者经验不足对血管解剖不熟悉;③技术操作失误。

(2) 分类:分三类,即肠系膜上血管、下血管与盆壁血管损伤出血,实际上腹腔镜下所见的大出血=开腹下中小出血。

(3) 预防:①熟悉正常解剖与变异;②正确显露手术平面与裸化;③熟练使用超声刀。

(4) 处理原则:①术中镇静;②团队密切配合;③正确使用止血工具。

2. 肠系膜上血管损伤出血

(1) 解剖:在行腹腔镜下根治性右半结肠切除时,由于肠系膜上静脉与动脉分支变异多,稍不注意极可能损伤其分支造成大出血,重者损伤肠系膜上静脉造成严重后果,因此要认真学习与总结肠系膜上血管变异特点(图 15-1 ～图 15-5)。

肠系膜上静脉(SMV)外科干是指回结肠静脉汇入点到胃结肠静脉干之间的肠系膜上静脉,其长度为 1.4～8.5cm,平均为 3.8cm,其右侧有回结肠静脉、右结肠静脉、胃结肠静脉干等汇入;胃结肠静脉由 Gillot

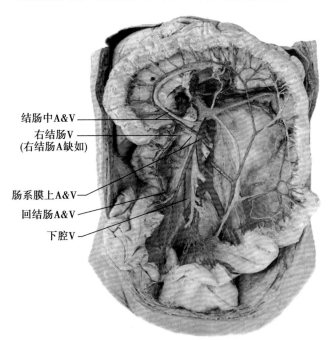

图 15-1　右半结肠血管分布

（图中标注:）
结肠中 A&V
右结肠 V
(右结肠 A 缺如)
肠系膜上 A&V
回结肠 A&V
下腔 V

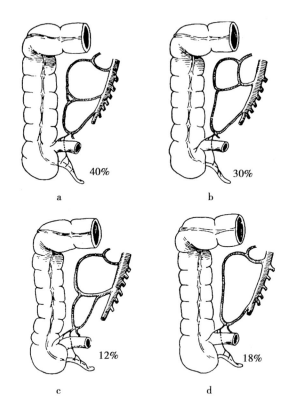

图 15-2　右结肠血管及其变异(a. 右结肠单独起自肠系膜上动脉;b. 右结肠动脉和中结肠动脉共干;c. 右结肠动脉与回结肠动脉合干;d. 右结肠动脉缺如)

（图中标注:a 40%　b 30%　c 12%　d 18%）

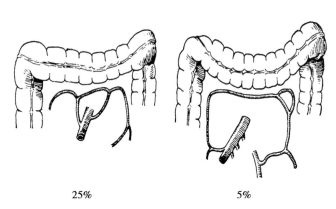

（图中标注:25%　5%）

图 15-3　中结肠动脉及其变异(多在胰的下缘起自肠系膜上动脉凹侧起始部或与右结肠动脉共干发出;少数例子,中结肠动脉、右结肠动脉和回结肠动脉三者形成总干自肠系膜上动脉发出)

于 1964 年提出,由胃网膜右静脉、胰十二指肠下静脉、右结肠静脉、结肠中静脉等合流合成,变异较多(图 15-5,15-6)。

(2) 常见损伤血管

1) 回结肠动脉与右结肠动脉:25% 回结肠动脉与 16% 右结肠动脉是从左至右横跨 SMV 表面,故在分离 SMV 表面时,首先应检查其表面是否有搏动性血管横跨,特别是肥胖者难以判断时,要逐层切开避免损伤

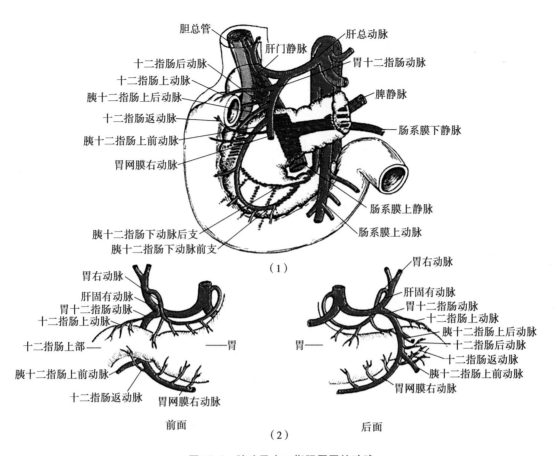

图 15-4　胰头及十二指肠周围的动脉

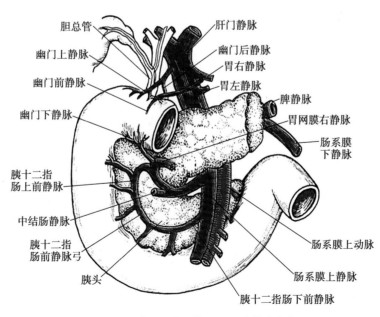

图 15-5　胰头及十二指肠周围动静脉分布

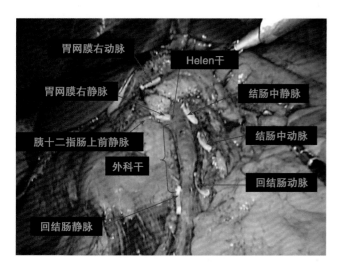

图 15-6 肠系膜上静脉外科干

胃网膜右动脉
Helen干
胃网膜右静脉
结肠中静脉
胰十二指肠上前静脉
结肠中动脉
外科干
回结肠动脉
回结肠静脉

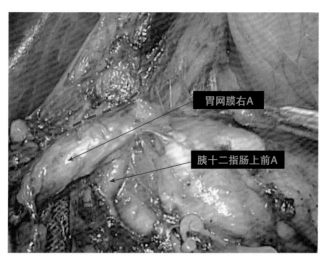

图 15-7 胰十二指肠上前动脉

胃网膜右A
胰十二指肠上前A

（录3）。

2）胃结肠静脉干：由于分支多，即使将分支血管破口两端上钛夹夹住，血仍不止，表明破口在两个分支之间，此时可直接在破口处上钛夹，即可止血（录4）。

3）胰十二指肠上前动脉：在行扩大根治性右半结肠切除术时，因需清扫幽门下第六组淋巴结，故需在胃十二指肠动脉发出胰十二指肠上前动脉远端切断胃网膜右动脉，此时如解剖不熟悉极易损伤，造成难以控制的大出血。此时可在上腹正中拟行标本取出处切开8cm切口，直视下电凝止血，再夹闭切口，完成手术（图15-7及录5）。

4）胰十二指肠下前动脉：由于该血管常隐蔽于胃结肠静脉分支下方，故常在分离胃结肠静脉干时出血，此时应先将其表面胃结肠静脉分支结扎切断，显露出其下喷射性出血动脉，此时使用电凝止血最有效与快捷（录6）。

5）幽门下血管静脉丛：在行扩大根治性右半结肠切除的幽门下第六组淋巴结清扫时，其难度远大于胃癌根治术，因后者仅在胃网膜右动脉时不要贪快，应将每支血管分离清楚后用超声刀慢挡切割，遇出血不要慌，边用小纱布压迫，边止血。

（3）肠系膜上静脉损伤：我们曾遇到一例行根治性右半结肠切除术，当分离 SMV 近胰颈部时，损伤一无名小静脉，致难以控制的大出血，即用小纱布团压住，立即中转开腹，直视下缝合修补 2 针止血。此时，如在腔镜下盲目钳夹，可能造成 SMV 严重损伤。

（4）肠系膜上血管损伤防治技巧：①在分离肠系膜血管时，常规在其旁置一小纱布，一旦出血先将其压住出血点；②应避免腹腔镜头太靠近喷射性出血点，以防污染；③应使用双侧各有一排侧孔（4孔）吸引器，压住小纱布可迅速吸尽积血；④应使用高流量气腹机（40L/min），可及时补气避免腹壁塌陷、视野不清；⑤在充分显露出血点后，再准确夹住出血点上钛夹，胰腺表面出血多电凝效果好；⑥若出血量大、术野不清、经验不足，应及时中转开腹。

3. 肠系膜下血管损伤出血

（1）解剖：肠系膜下血管变异较肠系膜上血管少，相对简单，肠系膜下动脉根部与肠系膜下静脉根部不在同一平面（图 15-8,15-9）。由于行低位直肠癌根治术中为保护近端降结肠能无张力地拖至盆底行超低位结肛吻合，故需在肠系膜下动脉发出左结肠动脉的近端切断，因此要熟悉左结肠动脉发出点解剖标志。作者多年活体解剖发现在肠系膜下神经丛围绕肠系膜

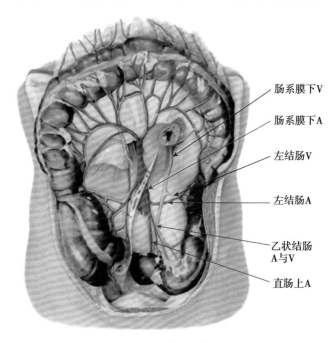

肠系膜下V
肠系膜下A
左结肠V
左结肠A
乙状结肠A与V
直肠上A

图 15-8 肠系膜下血管的解剖

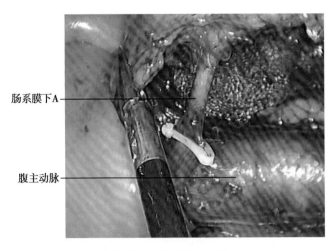

图 15-9　肠系膜下动脉

下动脉水平远端 0.5 ~ 1.5cm 处发出左结肠动脉（录7,8），乙状结肠血管变异见图 15-10。

（2）常见血管损伤

1）左结肠动脉：在经验不足时，分离肠系膜下动脉较易损伤左结肠动脉根部，一旦出血，由于远端回缩被肠系膜下动脉挡住，很难处理；作者的经验是助手利用吸引器压住远端出血点，先迅速夹闭切断肠系膜下动脉，这样可充分显露左结肠动脉远端出血点，以便钛夹止血（录9）。

2）肠系膜下动脉：多为行该血管根部鞘内分离时损伤或超声刀切割分离方向与动脉垂直所致。如仅为部分断裂，则迅速在其两侧夹闭，易处理（录10）。如为横断，加之残端短小回缩极难处理，此时良好的心理素质与团队密切配合是成功止血的关键（录11）。

（3）止血技巧

1）对大血管横断出血，应双手持弯钳交替钳夹出血点，助手应间断吸血配合，以防持续吸血造成腹壁塌陷。

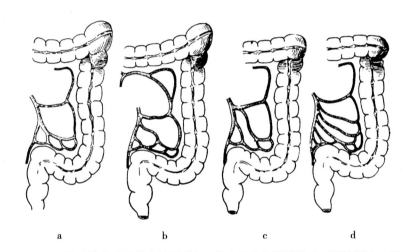

图 15-10　肠系膜下动脉分支的型式（a. 单支乙状结肠动脉；b. 具有 Riolan 弓；
c. 双支乙状结肠动脉；d. 多支乙状结肠动脉）

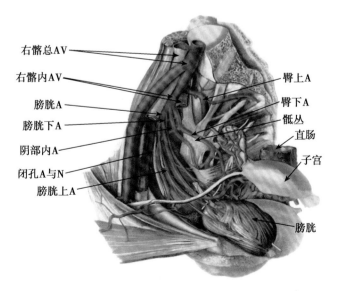

图 15-11　盆壁血管解剖

2）主刀夹住出血血管近心端后，应首先钳夹处理远心端破裂血管，以便助手能空出一手协助处理近心端破裂口。

4. 盆壁血管损伤出血

（1）解剖：在行低位直肠前切除术时，如沿着直肠后间隙与侧方的 Holy 间隙，极少遇见大出血，但在经验不足时，可能造成大出血，侧方间隙的出血均来源于髂内血管分支（图 15-11）。

（2）髂内血管损伤与止血技巧：髂内血管分支损伤出血，多见于肥胖、骨盆小显露不佳、肿瘤大且低位者。因此，在初学阶段，应选病灶位置高、消瘦且肿瘤小的患者；肿瘤大且侵犯系膜者，先行新辅助放化疗缩小后再手术；待积累一定经验后，再行肥胖、病灶低患者。作者经验与技巧：①找准手术间隙的关键是保持良好手术平面张力，特别是在直肠侧方分离可用超声刀慢挡切割;②一旦出血,不要惊慌,因骨盆空间小,长时间快速吸血,可致直肠靠近盆壁挡住出血点,且易致腹壁塌陷而视野不清;③通过助手吸引器头压住出血点,间断吸血,以便快速准确夹住出血点;④大出血需用钛夹钳夹,小出血点用电凝效果好;⑤遇骶前大出血无法控制时,即将直肠压住出血点,快速开腹止血(录 12)。

四、输尿管损伤

国内外均无详尽腹腔镜下输尿管损伤率报道,较少发生。作者已行 2000 余例,损伤 1 例左输尿管入盆部(录 13)。我们的经验:①沿 Toldt 间隙锐性分离,通常不致损伤。我们损伤这例主要原因是麻痹大意。②当肿瘤侵犯一侧直肠旁沟时,应先游离出输尿管,并从健侧直肠后方向患侧分离。③一旦损伤也不要惊慌,可在腹腔镜下完成手术后,将标本取出口确定在输尿管损伤上方,这样可以在小切口下完成输尿管吻合与直肠癌根治术。

五、直肠吻合系列并发症

1. 直肠裸化损伤并直肠破裂

(1)裸化技巧:按直肠吻合口高、中与低位吻合,作者分别予以总结:①高位裸化(录 14);②中位裸化(录 15);③低位裸化(录 16)。行中高位裸化,因分离切割组织量大,作者的经验是先近肠壁分离,找到肠壁与组织间隙,通过助手吸引器沿肠壁上下滑动钝性分离,主刀采用超声刀与其巧妙配合,先将近肠壁小血管切断,以免出血影响视野而损伤肠壁,然后用超声刀慢挡切割直肠上动脉分支与软组织;这种由内向外的分离较传统手术由外向内的分离不易损伤肠壁,且效率高,肠壁脂肪组织残留少;低位裸化不同于中高位裸化之处:末端直肠周围系膜内组织少,稍不小心易损伤肠壁,原则上也是先找到肠壁与组织之间的间隙,由上向下逐步分离。

(2)直肠壁损伤的处理(录 17):①若直肠壁裂口小,无全层裂开,可在腹腔镜下缝合修补,后在修补下方横断直肠;②若裂口较大或全层裂开,且位置较高时,先行修补,再向直肠远端继续分离,重新裸化,在其远端横断;③在直肠裸化时,如无法判定直肠壁结构,可让助手将示指插入肛门引导。

2. 直肠残端闭合不全或破裂

(1)直肠切割闭合破裂(录 18):①原因:切割闭合组织过厚;②处理:对于直肠壁厚,特别是行过新辅助放化疗有明显肠壁水肿者,应选用高钉腿的绿钉。

当闭合直肠后,未闻及切割缝合器发出清脆响声者,说明夹闭的组织过厚,切不可击发,应松开释放部分肠壁,再次闭合发出清脆响声时才击发切割;如第一把切割缝合器释放后发现肠壁裂开,可通过第二把尽可能将破口闭合。横断直肠后发现有小破口,可通过会阴部直视下修补,或将吻合器中央穿刺锥对准小破口快穿出,完成缝合。

(2)直肠残端破裂或结合部破裂(录 19,录 20):①原因:直肠残端破裂,通常是吻合器口径太大,插入时用力不当所致,结合部破裂是第二把切割缝合器未从第一把切割缝合器切割闭合后形成的尖端闭合切割所致;②处理:尽可能使用 60mm 爱惜龙切割缝合器一次性横断直肠,如发现破口较小,通过调整吻合器穿刺锥从破口穿出完成吻合,或通过会阴部修补后吻合。

3. 结直肠吻合口漏气 高位与低位结直肠吻合口漏气(录 21 ~ 录 23)。

(1)原因:行直肠第二次或第三次切割闭合与前次切割闭合重叠过多,如吻合器吻合点再与切割闭合重叠点再次重叠,造成吻合钉多层叠加,吻合线间隙大致漏气。

(2)处理:尽可能使用 60mm 爱惜龙切割闭合器一次完成切割闭合;如两次闭合切割,应将其重叠点置于直肠残端中央,这样将吻合器穿刺锥从其结合部穿出,则可避免钉子重叠;对于高位吻合口漏气,可经腹小切口直视下修补+直肠内置管减压;对于低位吻合口漏气,如术前曾行新辅助放疗或有糖尿病史,宜行预防性肠造口+直肠内置管减压。

4. 结直肠吻合口出血 国外腹腔镜与开腹术后发生率分别为 3.0% ~ 9.0% 与 2.0% ~ 4.5%,$P > 0.05$。我们的近期结果分别为 1.9%(15/801)与 2.8%(11/392),$P > 0.05$。

(1)原因:文献与我们的经验表明主要发生在超低位直肠前切除术后,主要与直肠末端裸化不彻底,遗留较大肛管动脉分支未处理,尤其伴有 III、IV 期痔患者,特别是吻合口近齿线者。

(2)临床表现:多在术后 1 ~ 3 天,突排鲜红色、大量血便与血块。

(3)预防

1)我们的研究表明低位或超低位直肠前切除术是吻合口出血的危险因素,预防性肠造口是保护因素;吻合口越低,术后出现吻合口出血可能性越大。

2)我们的经验是吻合毕常规用管状直肠镜检查吻合口,我们以往研究发现术中出血率为 22.8%(13/57),予直视下缝扎止血后,术后再出血率为 5.3%(3/

57)，$P<0.05$。术中行吻合口缝扎止血 13 例，术后仅 1 例再出血，另 2 例为术中吻合口无出血者，表明术毕常规检查吻合口，及时止血，可显著降低术后吻合口的出血率（录 25）。

（4）治疗：术后一旦出血，先予气囊导尿管插入肛门充气至不能拔出，注入冰盐水 200ml+去甲肾上腺素 8mg+凝血酶 2000U，保留 2~4 小时后开放，大多血止；若仍有排鲜红色血便，再保留灌注 1~2 次，若血红蛋白明显下降，脉搏>100 次/分，血压不稳定者，应送手术室行肛门内探查，行直视下缝扎止血。

第二节 术后并发症

近几年国外多项随机对照临床试验（RCT）比较腹腔镜与开腹手术治疗结直肠癌术后并发症发生率分别为 5.8%~37.8% 和 4.8%~45.3%（$P>0.05$）。我们近 10 年非随机对照的术后并发症分别为 19.5% 和 25.3%（$P<0.05$）。见表 15-1。

表 15-1　腹腔镜组与开腹组结直肠癌术后并发症发生率的比较

研究作者	发表年份	地区	病灶	总例数	术后总的并发症发生率		P 值
					腹腔镜组	开腹组	
COST	2004（RCT）	北美	结肠	863	19%	19%	0.98
COLOR	2005（RCT）	欧洲	结肠	1076	21%	20%	0.88
CLASICC	2005（RCT）	英国	结直肠	794	33%	32%	0.78
Braga	2007（RCT）	意大利	直肠	168	24%	34%	0.18
Hewett	2008（RCT）	澳大利亚	结肠	592	37.8%	45.3%	0.062
Park	2009（RCT）	韩国	直肠	544	5.8%	4.8%	0.75
Braga	2010（RCT）	意大利	结肠	268	16%	27%	0.094
池畔	2012（非随机）	中国	结直肠	1296	19.5%	25.3%	<0.05

一、吻 合 口 漏

国外近几年报道结直肠癌行腹腔镜与开腹手术的发生率为 3%~10.6% 与 2%~9.6%（$P>0.05$），我们的结果分别为 3.0%（24/801）与 1.3%（5/392），$P>0.05$。

1. 原因　多发生于行 TME 的低位及超低位直肠前切除术后，主要与吻合口位置（<5cm）、术前有新辅助放化疗史、糖尿病史、吻合口张力高与血运不佳、切割缝合器和吻合器使用不当、吻合口出血等有关。

2. 临床表现　①因腹腔镜手术未关闭盆底腹膜，一旦早期出现吻合口漏，易出现急性弥漫性腹膜炎；②骶前脓肿反复不愈；③经肛旁引流形成瘘管反复不愈。

3. 预防

（1）预防性肠造口指征：文献及我们多年经验表明，吻合口距肛缘<5cm，术前曾行新辅助放化疗，伴糖尿病、肠吻合不满意（漏气）、术后拟盆腔放疗者；对于拒绝行肠造口者，可常规经肛门放置 7.5 号气管插管（气囊注水至不脱出肛门为准）。

（2）术毕行吻合口旁喷洒胶水，并将盆底腹膜覆盖其上，封闭盆底，其旁置双套管，由右下腹主操作孔引出（录 24）。

4. 治疗

（1）一旦出现急性弥漫性腹膜炎，应立即手术探查，行腹腔灌洗引流+肠造口。

（2）如腹膜炎较局限，可在腹腔镜下行腹腔灌洗引流+肠造口。

（3）对骶前脓肿及经肛旁放置引流形成肛瘘反复不愈者，作者经验是>2 周，应及时行肠造口；肠造口后仍不愈，在首次术后 1 个月者，开腹行骶前清创术，必要时行 Hartmann 术；对以上患者，保守治疗超过一个月，特别是中晚期直肠癌患者，这可能错过最佳化疗时机，造成局部和（或）全身转移，可能造成医疗纠纷，应引起高度重视。

二、肠 梗 阻

国外大宗前瞻性 RCT 报道，腹腔镜与开腹结直肠癌根治术后肠梗阻发生率分别为 2.0%~5.1% 与 3.1%~6.7%，$P>0.05$。我们的结果腹腔镜与开腹手术发生率分别为 3.2%（28/862）与 5.8%（25/434），$P<0.05$。

1. 原因　腹腔镜手术后多表现为术后早期炎症性肠梗阻，我们曾遇一例根治性右半结肠切除术后系膜裂孔疝，一例腹膜外隧道式造口发生腹膜内口嵌顿致肠梗阻。

2. 临床表现 腹腔镜手术后的炎症性肠梗阻,因切口小,术后腹胀与腹痛较轻,病程较开腹所致肠梗阻短。无一例再次手术;术后系膜内疝,表现为剧烈腹痛。

3. 预防 ①腹腔镜结肠手术后不必关闭系膜,因关闭不全反致小肠疝入其内,我们这例即为教训;②行APR手术后亦不必关闭盆底。文献上时有报道因盆底关闭不全诱发的盆底腹膜裂孔疝,对女性患者可将子宫翻转覆盖盆底,常规将回肠末端铺盖至盆底最低处,后将所有小肠重叠排列;③行腹膜外隧道式造口可预防造口旁疝,但腹腔内隧道内口不能关闭过紧,以免压迫肠管致肠梗阻;④行LAR吻合前检查小肠是否从系膜根部疝入左结肠旁沟,有则需返纳。

4. 治疗 ①发生机械性肠梗阻应急诊手术;②如系腹膜外隧道式造口腹膜内口处嵌顿可在腹腔镜下松解(录26)。

三、Trocar 疝

文献报道其发生率<1%,多发生于10mm以上切口。

1. 原因 多发于脐部>10mm切口。①脐周存在先天性缺损,或因手术造成筋膜缺损;②术中过度延伸戳孔,伴糖尿病,切口感染;③术后腹肌松弛,致腹内容物嵌入戳孔。

2. 临床表现 因疝内容物不同有很大差异,发病可在术后数小时至几个月不等。

(1) 无症状者:表现为戳孔周围皮下包块,其内多为突出大网膜。

(2) 有症状型:多为不完全性肠梗阻(Ritcher疝)和完全性肠梗阻。

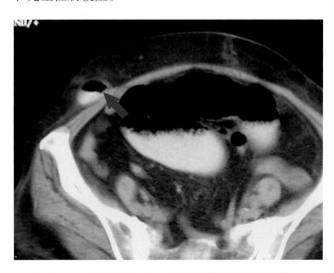

图 15-12 戳卡疝CT所见(箭头所指为疝出的小肠)

我们的经验是术后出现不明原因机械性肠梗阻,要仔细检查腹壁戳孔,肥胖者常难以发现,因其多属Ritcher疝,应行全腹CT,多可早期明确诊断,作者曾见一例右下腹主操作孔(12mm)疝(图15-12)。

3. 预防 ①拔除Trocar前,应排空腹腔内气体,以避免创造一个真空致肠管嵌入戳孔内的机会;②拔除戳卡后,应摆动腹壁,避免肠管或大网膜嵌入切口内;③应用小口径穿刺套管所致腹壁缺损小,以减低其发生率;④用鱼钩针缝合各戳口筋膜。

4. 治疗 明确诊断者,可沿着戳孔扩大切口,行疝返纳,修补缺损(图15-13,15-14)。

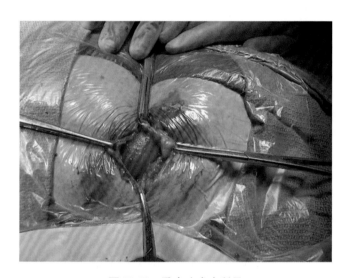

图 15-13 戳卡疝术中所见

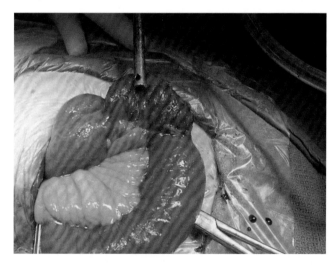

图 15-14 扩大戳卡后可见疝出的肠段

四、排尿与性功能障碍

文献报道在行TME前,排尿功能和性功能障碍发生率分别为10%～30%与40%～60%;在行TME术中保留盆神经（PANP）后排尿功能和性功能障碍发生率分别为 0 ~ 12% 与 10% ~ 35%；最近一组有关直肠癌术后性功能综述表明腹腔镜与开腹手术对性功能障碍影响一致。福建医科大学附属协和医院的一组研究（2008 年 6 月—2009 年 7 月）表明两术式对性功能和排尿功能的影响一致（表 15-2）。

该并发症重在术中有意识显露与保护盆神经，见腹腔镜低位（超低位）直肠前切除术章。

表 15-2　腹腔镜直肠前切除与开腹直肠前切除（OS 组）术后排尿与性功能障碍的对比

手术分组	排尿障碍	勃起障碍	射精障碍
LS 组	5.7%（7/122）	16.7%（8/48）	20.8%（10/48）
OS 组	8.1%（6/74）	20.7%（6/29）	20.7%（6/29）

注：LS 与 OS 组各种障碍发生率比较，$P > 0.05$

五、乳　糜　漏

目前国内外无大宗结直肠癌术后乳糜漏发病率报道。福建医科大学附属协和医院结直肠外科总结 1259 例结直肠癌术后乳糜漏发病率为 3.6%（46/1259），腹腔镜与开腹手术分别为 4.1% 予以 3.2%，两组差异无统计学意义。

1. 解剖　图 15-15，15-16。

（1）肠干应用解剖：肠干多数位于降主动脉的左侧、肠系膜下静脉内侧、左肾动脉的上方和腹腔干的下方之间的区域内，以腹腔淋巴结、肠系膜上淋巴结的输出管为主所构成；在行腹腔淋巴结、肠系膜根部和肠系膜上淋巴结清扫时，应注意结扎其远端（深部）的淋巴输出管。

（2）左、右腰干应用解剖：左腰干沿降主动脉外侧，伴左腰升静脉在腰动脉前面上行。右腰干沿下腔静脉右侧伴右腰升静脉上升。在 T_{12} ~ L_2 椎体节段行结扎腰动脉、分离输尿管、下腔静脉、腹主动脉瘤切除等腹膜后区的手术时，应防止伤及。

（3）乳糜池应用解剖：乳糜池（距腹腔干根部和肠系膜上动脉根部分别为 39mm 和 47mm）、胸导管起始端的位置均较深（位于椎体的右前方，均被膈的右脚所遮盖），一般不易显露。临床上因在上腹部或腹膜后区手术后所并发的乳糜腹可能是在分离清除上述区域的淋巴结时，其淋巴结远侧端有较大的淋巴输出管未被结扎所致。

2. 原因　①通常在肠系膜上、下血管区损伤左、右腰干、肠干与乳糜池的概率较低，主要是损伤了其分支较粗的淋巴管；②手术部位：我们的资料表明根治性

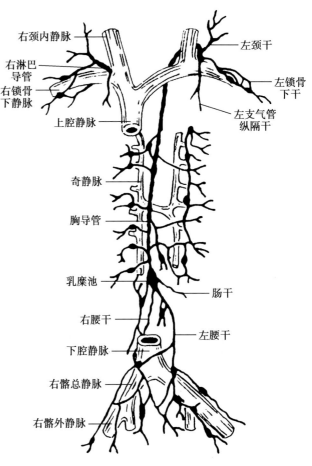

图 15-15　淋巴回流示意图

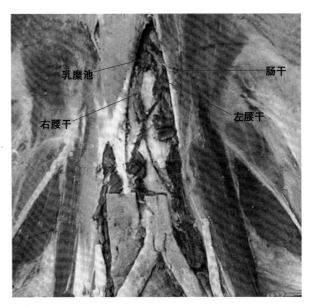

图 15-16　乳糜池的位置及主要属支

右半结肠切除术乳糜漏发病率（9.6%）显著高于根治性左半结肠切除术（2.6%）与直肠癌根治术（2.8%），这可能与肠系膜上静脉周围有较多淋巴管分布有关。

3. 临床表现　①当患者开始进食后，腹腔引流液由少而突然增加，可以呈乳白色或清水样；②术后一个

月持续腹胀,影像检查提示腹腔内大量积液;③应常规行引流液乳糜试验,阳性可明确诊断。

4. 预防 ①在清扫肠系膜上血管周围软组织时,遇较大管道应用超声刀慢挡切割,术毕在裸化的肠系膜上静脉周围喷洒医用胶,快速将肠系膜覆盖其上;②行肠系膜下动脉根部清扫时,常规使用超声刀慢挡切割,其周通常有较大淋巴管,一旦乳糜漏,即很严重,我科与国外均有一例,行手术治愈。

5. 治疗

(1) 禁食、TPN、应用生长抑素、延迟拔除腹腔引流管,腹胀严重者可行胃肠减压。

(2) 应用生长抑素:0.6~1.2mg(24小时微注泵匀速静脉注射)。

(3) 治疗终点判断:当腹水量<100ml/d(通常治疗5天左右),即使乳糜试验仍为阳性,仍能顺利拔除腹腔引流管而未复发。

(4) 治疗经验:早期我们以乳糜试验转阴作为治疗终点,故禁食与使用生长抑素要2周以上,明显增加了患者痛苦和治疗费用,现以腹水<100ml/d为治疗终点,明显减轻了患者痛苦和治疗费用,实践证实该判断标准安全可行。推测其依据为:若腹腔乳糜漏已愈合,而腹腔残余乳糜液大多不可能在一周内排净,其与腹腔内非乳糜腹水混合后导致乳糜试验仍可呈阳性,及时乳糜漏未愈合,<100ml/d的乳糜液亦可通过腹膜吸收。

(5) 早期使用生长抑素:由于根治性右半结肠切除术后发生乳糜漏的概率高,最近我们正尝试对该术后患者,当天开始使用生长抑素,如术后第一天,腹腔镜引流乳糜试验阴性则停用;如为阳性,则应用5天,改禁食;若引流液<100ml/d,而停止治疗。

(池 畔)

参 考 文 献

1. 林鸿悦,池畔.腹腔镜与开腹直肠癌根治术后排尿功能和性功能的比较.中华胃肠外科杂志.2011,14(04):289-290

2. 池畔.从术后并发症角度探讨结直肠癌腹腔镜手术操作要点.中华胃肠外科杂志.2010,13(11):799-801

3. 卢星榕,林惠铭,池畔结直肠肿瘤根治术后腹腔乳糜漏的诊治.中华胃肠外科杂志.2010,13(11):808-810

4. 徐宗斌,池畔.腹腔镜与开腹结直肠癌根治术后早期炎症性肠梗阻的防治.中华普通外科杂志.2008,23(8):596-598

5. 池畔,黄颖.腹腔镜结直肠癌根治术常见并发症及中转开腹.中国实用外科杂志.2007,27(9):702-704

6. 池畔,林惠铭,徐宗斌.腹腔镜与开腹直肠癌低位前切除术后吻合口瘘发生率的比较.中华胃肠外科杂志.2007,10(1):57-59

7. 颜松龄,徐宗斌,池畔.比较分析腹腔镜与开腹直肠癌根治术后吻合口出血的影响因素.中华胃肠外科杂志.2007,10(2):157

8. 池畔,林惠铭,徐宗斌.腹腔镜与开腹结直肠癌根治术围手术期并发症发生率比较.中华胃肠外科杂志.2006,9(3):221-224

9. 孙艳武,池畔,林惠铭,等.结肠癌完整结肠系膜切除术后乳糜漏的影响因素分析.中华胃肠外科杂志.2012,15(4):328-331

第十六章

腹腔镜结直肠癌手术的循证医学评价

自 1991 年第一例腹腔镜结肠手术（laparoscopic colorectal surgery）始，其以独有的微创优势，为结直肠手术开创了新纪元。但在早期，腹腔镜在结直肠癌手术中应用的可行性尚未被证实，而腹腔镜直肠癌手术的综合评价至今尚在研究中。2005 年美国结直肠外科医师协会（ASCRS）发布："由于缺乏五年生存的数据，同意腹腔镜用于可根治肿瘤的直肠切除为时尚早"。近些年来，高清可视技术、超声刀技术以及腹腔镜活体解剖研究日渐深入为腹腔镜手术的发展提供了良好的契机，此外，外科医师在腹腔镜结直肠手术方面积累了相当丰富的经验，在一些发展较好的中心，腹腔镜结直肠手术已成为首选的术式。研究数据的更新证实：腹腔镜结直肠手术的中转开腹率明显下降、手术时间明显缩短，与传统开腹结直肠手术相比，腹腔镜结直肠手术在改善术后疼痛、降低住院日等方面具有绝对的优势，近年来，一些新的临床研究数据也相继发表，对外科医师及肿瘤学医师普遍关心的诸多问题作出了评价。

一、腹腔镜结肠癌手术循证医学评价

腹腔镜结肠癌手术推荐等级为 A。

虽然腹腔镜结肠癌手术自其出现就被多数医师接受并广泛开展，但一直缺乏循证医学的数据支持。2005 年，CLASICC 多中心随机对照研究（腹腔镜结直肠癌手术与传统开腹手术）公布了其短期研究数据，在结肠癌手术中，腹腔镜手术与传统开腹手术在切缘阳性率、住院时间方面无差别，但腹腔镜手术中转开腹率为 29%（143/488）。Berends 报道腹腔镜结直肠癌手术中戳孔、切口的转移种植率为高达 21%。这些负性研究结果曾一度使学者们质疑腹腔镜结肠癌手术的安全性，但也使得更多的研究者开始进行多中心及大样

本的研究以进一步评价腹腔镜结直肠癌手术的可行性、安全性及有效性。

后续的动物实验结果表明对肿瘤的直接接触、缺少切口保护措施、对肿瘤的挤压以及术中肿瘤细胞对腹腔镜器械的污染是戳孔、切口种植转移的高危因素，避免以上危险因素后，腹腔镜结直肠癌手术的切口、戳孔种植转移率下降至<1%，与开腹手术相接近。

近年来，几个主要的随机对照试验相继公布研究数据，包括欧洲的 COLOR 试验（Colon Cancer Laparoscopic or Open Resection）、西班牙巴塞罗那试验、美国的 COSTSG 试验（Clinical Outcomes of Surgical Therapy Study Group）以及英国的 CLASICC 实验（Conventional versus Laparoscopic-assisted Surgery in Colorectal Cancer）。这些研究证实腹腔镜结肠癌手术与开腹手术间在淋巴结清扫范围及数量、切缘的阳性率以及标本切除范围中无差异（表 16-1），在腹腔镜手术组，手术时间较开腹组短，麻醉药及镇痛药的使用较少，术后经口进食早，同时术后肠梗阻的发生率却较低，术后住院日短。无瘤生存期一直是评价肿瘤手术最重要的一项指标，根据以往的观察，手术后 3 年是肿瘤复发的高风险时限，以上几项研究也相继报道了他们的 3 年随访数据。巴塞罗那试验的中位随诊时间为 95 个月，腹腔镜手术组中 3 年无瘤生存率优于开腹组，但该结论仅限于临床 III 期的肿瘤患者，其他分期患者未能得到类似的结果。COSTSG 试验平均随访 52.8 个月，腹腔镜手术组与开腹手术组总生存率、肿瘤复发率无显著差异。2008 年 CLASICC 试验的 3 年随访结果表明两组在无病生存率、局部复发率以及生活质量方面无差异。

2008 年的一项荟萃分析综合了 12 个关于腹腔镜结肠手术的随机对照研究，包括 3346 例患者，腹腔镜手术与开腹手术相比，两者的切口疝发生率接近，因粘

表16-1 腹腔镜结肠癌手术与开腹手术的前瞻随机对照研究

实验名称	切除范围	样本量	手术方式	手术时间（分钟）	并发症率	死亡率	淋巴结数量	平均随访时间（月）	复发率	3年总生存率
COLOR	右半结肠	551	开腹	115*	20.0%	2%	10		17.0%	84.2%
	左半结肠							53		
	乙状结肠									
	其他	544	腹腔镜辅助	145*	21.0%	1%	10		19.7%	81.8%
Barcelona Trial	右半结肠	102	开腹	118*	28.7%*	2.9%	11.1		28.0%	~82%
	左半结肠							95		
	乙状结肠								18.0%	
	经腹直肠前切除									
	结肠次全切除									
	Hartmann手术	106	腹腔镜辅助	142*	10.8%*	<1%	11.1			~86%
COSTSG	右半结肠	428	开腹	95*	20.0%	1%	12		19.6%	~85%
	左半结肠							53		
	乙状结肠	435	腹腔镜辅助	150*	21.0%	<1%	12		17.5%	~85%
CLASICC	右半结肠	253	开腹	—	42.0%	5%	13.5		22.2%	66.7%
	左半结肠							36.8		
	乙状结肠									
	经腹直肠前切除	484	腹腔镜辅助	—	47.0%	4%	12		23.8%	68.4%

*表示原始数据有统计学差异

连而再次手术的比例无差异，戳孔及切口种植转移、术后肿瘤致死率、肿瘤复发、总体的死亡率均无差异。

综上所述，腹腔镜结肠癌手术的安全性、有效性已经被充分证实，腹腔镜手术已经成为结肠癌治疗的可选手术方式。反思腹腔镜结肠癌的循证医学研究历程，我们发现以上的几项研究纳入的研究对象较早，主要集中在1996—2004年间，随着腹腔镜相关设备器械发展、外科对解剖及肿瘤学认识的深入，近年来腹腔镜结肠癌手术更加成熟，我们有理由相信，当今腹腔镜结肠癌手术可能具有更微创、更安全的临床效果。由于众多Ⅰ级证据的支持，欧、美等多个权威指南业已推荐腹腔镜结肠癌手术可用于临床实践。

二、腹腔镜直肠癌手术

腹腔镜直肠癌手术的推荐级别B。

直肠全系膜切除（TME）是中低位直肠癌根治术的"金标准"，能否严格遵循TME原则是腹腔镜直肠癌根治术的难点及要点。Jamali等对35位共有6335例腹腔镜结直肠手术经验的欧美腹腔镜结直肠外科医师进行问卷调查，评价12种腹腔镜结直肠手术和各分解步骤的难度，外科医师普遍认为腹腔镜TME低位直肠前切除术是最难的术式之一，而末段直肠的游离和吻合是最难的手术步骤。CLASICC试验报道，腹腔镜直肠癌手术的中转率高达34%（82/242），腹腔镜直肠癌低位前切除术近期的效果无明显优势。参与CLASICC试验的香港中文大学研究组新近报道了腹腔镜与开腹腹会阴联合切除的随机对照试验，腹腔镜组中转开腹率为9.8%，较该研究中心的前一项试验（中转率30.3%）和CLASICC试验（中转率34%）均显著下降，并且腹腔镜组患者近期获益的比例高于开腹手术，这些数据提示，虽然腹腔镜TME技术复杂，难度较大，但随着手术日臻成熟，临床结果能得到改善。

Bärlehner等报道的194例腹腔镜直肠癌手术结果表明腹腔镜手术并不增加术后的并发症和死亡率，间接证实了腹腔镜直肠癌手术的安全性。日本一项28个中心1057例腹腔镜结直肠癌手术的随机研究结果同样肯定了腹腔镜直肠癌手术的可行性和安全性，研究中平均手术时间270分钟、出血量为90ml、术后2天恢复进食、平均住院时间15天、中转开腹率7.3%、术中并发症4.9%、术后并发症26.3%、吻合口漏9.1%。两项荟萃分析结果也表明了腹腔镜直肠癌手术的可行性和近期效果的优势：Gao等分析了1995—2005年11组研究共285例腹腔镜直肠癌手术，发现与开腹手术相比，腹腔镜手术并发症低，但在手术时间、切口感染、吻合口漏和死亡率方面无显著优势;Aziz 等对 1993—2004 年主要由非随机对照研究构成的 20 项研究进行了荟萃分析,结果腹腔镜组住院时间短,肠功能恢复快,腹腔镜腹会阴联合切除术后镇痛需求少,切口感染率显著降低,腹腔镜的优势在中低位直肠癌手术中得到了同样的体现,肠功能恢复快 1~2 天,经口进食早 1 天,下床活动早 1~1.5 天,住院时间缩短 2.7 天。腹腔镜的优势还体现在术后远期切口疝并发症显著减少等方面。研究中腹腔镜手术时间偏长可能与学习曲线效应和外科医师的经验有关,实际上一些经验丰富的外科医师腹腔镜直肠癌手术速度已经达到甚至快于开腹手术。部分研究没有得到显著缩短住院时间的结果,可能是受到各地文化与医疗体制不同、出院标准把握不一、是否接受快速康复外科理念等因素影响。总之,现有的研究数据证实腹腔镜低位直肠癌手术是安全可行的,其微创意义日趋明显。

腹腔镜直肠癌手术能否达到根治性标准一直是外科学界关注的焦点。微创外科解剖学研究表明,腹腔镜 TME 各关键操作的解剖标志清晰,入路、层面和重要结构更易辨认,末段直肠及系膜的游离更便捷,各重要组织结构保护更为安全,即使在盆底最深处,灵活运用 30°腹腔镜也可将术野显示清楚,使末段直肠的游离更确切地遵循 TME 原则。从理论及实际操作出发,腹腔镜应当较开腹更具优势,一系列临床应用研究数据也证实了腹腔镜中低位直肠癌手术的肿瘤学安全性(表 16-2)。

表 16-2 近年腹腔镜直肠癌手术肿瘤根治性与疗效评价的文献

作者	证据级别 (NHMRC 标准)	发表年份	病例数		手术方式	评价指标
			腹腔镜	开腹		
Braga 等	2	2007	83	85	AR	S. R. N. M
Guillou 等	2	2007	253	128	AR、APR	S. R. M
Ng 等	2	2008	51	48	APR	S. R. N. M
Law 等	3-2	2006	98	167	AR/TME	S. R. N. M
Morino 等	3-2	2005	98	93	AR、APR	S. R. N. M
Lezoche 等	3-2	2006	52	34	AR、APR	S. R
Breukink 等	3-3	2005	41	41	AR、APR	R. N. M
Bretagno 等	3-3	2005	144	144	AR/TME	S. R. N. M

NHMRC:National Health Medical Research Council;AR:anterior resection 前切除术;APR:abdominoperineal resection 腹会阴联合切除术;S:survival 生存;R:recurrence 复发;N:nodes 淋巴结;M:margins 切缘

1. 标本的肿瘤学评价 CLASICC 试验的第一篇报道显示,腹腔镜直肠癌前切除术的环周切缘阳性率为 12%,高于开腹手术的 6%,虽然两组间差异无统计学意义,但结果令人担忧。仔细分析 CLASICC 实验,不难发现中转率高达 34% 及每个医师每年实施的例数较少,不能排除腹腔镜手术经验不足对结果产生了影响。而更多的临床研究却得出了令人鼓舞的结果,Ng 等的前瞻性临床研究显示,低位直肠癌腹腔镜手术组环周切缘阳性率(6%)与开腹组(4%)没有显著差异。荟萃分析结果显示:腹腔镜与开腹直肠癌切除标本环周切缘距离平均为 5mm 和 6mm;阳性率分别为 5% 和 8%;远切缘距离为 4cm 和 3cm;远切缘阳性率分别为 1% 和 0.6%;平均获取淋巴结 10 枚和 12 枚,两组之间标本肿瘤学指标均无显著差异。标本的肿瘤学评价从侧面反映出腹腔镜手术的肿瘤学安全性。

2. 远期疗效评价 2007 年 CLASICC 试验 3 年随访结果发表,直肠癌亚组中腹腔镜手术环周切缘阳性率高并没有对肿瘤复发和生存造成影响,对比腹腔镜手术组与开腹手术组,环周切缘阳性对肿瘤复发及生存率影响无差异。日本的多中心研究数据显示,平均随访 30 个月,腹腔镜直肠癌患者复发率为 6.6%,局部复发 1%,无戳孔部位癌转移,3 年无病生存率:0 期 100%、I 期 94.6%、II 期 82.1%、III 期 79.7%,近期和中期效果令人满意。Simon 等的 RCT 研究随访超过 7 年,腹腔镜组对比开腹组局部复发率为 5%∶11%,5 年生存率为 75.2%∶76.5%,均无显著差异。Liang 等对系列 RCT 的荟萃分析发现腹腔镜与开腹结直肠术后复发率和复发方式并无不同。Anderson 等对 18 项对照研究的系统分析显示,腹腔镜对比开腹局部复发率为 7%∶8%,远处转移率为 12%∶14%,随访 4.4 年的生存率为 72%∶65%,两组比较没有显著差异。Morino 等的前瞻性非随机对照试验还发现,腹腔镜组术后局部复发率显著低于开腹组(3%∶12%),并且 III、VI 期病例的累积生存率显著高于开腹组(分别为 83∶41%、

16% : 0%)。这些数据提示,腹腔镜中低位直肠癌手术的远期复发与生存不劣于开腹手术,可以达到与开腹手术一样的肿瘤学疗效。

3. 腹腔镜中低位直肠癌手术在功能保留方面的价值 中低位结直肠癌手术还涉及肛门括约肌保留、神经保护等直接影响生活质量的问题,腹腔镜在这方面作用如何也值得关注。得益于腹腔镜的放大作用,小骨盆内的解剖均可在直视下完成,可方便地游离至肛提肌平面,甚至到达肛提肌裂孔内,在维护肿瘤根治原则的前提下可以最大限度地保留肛门括约肌。腹腔镜下大多可以清楚地观察到上腹下丛、腹下神经、盆腔神经丛及分支,神经保留更加切实可行。现有的对照研究都得出了一致的结论,腹腔镜中低位直肠癌手术保肛率不低于开腹手术。专门针对腹腔镜 TME 术后排尿和性功能的评价研究虽然较少,但初步结果令人满意。Jayne 等报道的 RCT 研究结果显示,腹腔镜与开腹直肠癌术后排尿和男性性功能障碍没有显著差异。Asoglu 等的非随机对照研究显示,腹腔镜 TME 术后性功能障碍显著低于开腹 TME,两组排尿功能障碍都很轻微,没有显著差别,认为良好的性功能保护是腹腔镜 TME 的一大优势。进一步的专门针对功能保留方面的 RCT 研究将有助于最终评价腹腔镜的价值。

虽然腹腔镜直肠癌手术没有腹腔镜结肠癌手术一样坚实的循证医学证据,但其微创意义已逐渐体现,腹腔镜下可以做到遵守肿瘤学原则,近期疗效满意。目前针对中低位直肠癌的 RCT 研究还较少,尚缺乏高级别证据的多中心大样本的随机对照研究结果。所以,腹腔镜直肠癌手术在外科治疗中的应用前景虽广阔,但大规模的临床应用尚需谨慎,权威指南多推荐限定在临床研究范围。目前全世界有三项大规模的多中心前瞻性 RCT 研究正在进行:欧洲的 COLOR Ⅱ、日本的 JCOG0404 和美国的(ACOSOG)Z6051,这些研究已完成病例入组,正在等待随访,将为腹腔镜在中低位直肠癌外科治疗中的最终地位提供高级别循证医学证据,结果值得期待。

(李国新)

参 考 文 献

1. Kim SH,Park IJ,Joh YG,et al. Laparoscopic Colon Resection:A Case Report. Journal of Laparoendoscopic Surgery. August,1991,1(4):221-224

2. Tjandra JJ,Kilkenny JW,Buie WD,et al. Practice parameters for the management of rectal cancer (revised). Dis Colon Rectum,2005,48:411-423

3. Veldkamp R,Kuhry E,Hop WC,et al. Laparoscopic surgery versus open surgery for colon cancer:short-term outcomes of a randomised trial. Lancet Oncol,2005,6(7):477-484

4. Lacy AM,Garcia-Valdecasas JC,Delgado S,et al. Laparoscopy-assisted colectomy versus open colectomy for treatment of non-metastatic colon cancer:a randomised trial. Lancet,2002,359(9325):2224-2229

5. Guillou PJ,Quirke P,Thorpe H,et al. Short-term endpoints of conventional versus laparoscopicassisted surgery in patients with colorectal cancer (MRC CLASICC trial):multicentre,randomised controlled trial. Lancet,2005,365(9472):1718-1726

6. Berends FJ,Kazemier G,Bonjer HJ,et al. Subcutaneous metastases after laparoscopic colectomy. Lancet,1994,344(8914):58

7. Are C,Talamini MA. Laparoscopy and malignancy. J Laparoendosc Adv Surg Tech A,2005,15(1):38-47

8. Kaiser AM,Kang JC,Chan LS,et al. Laparoscopic-assisted vs. open colectomy for colon cancer:aprospective randomized trial. J Laparoendosc Adv Surg Tech A,2004,14(6):329-334

9. Gao F,Cao YF,Chen LS. Meta-analysis of short-term outcomes after laparoscopic resection for rectal cancer. Int J Colorectal Dis,2006;21:652-656

10. Hewett PJ,Allardyce RA,Bagshaw PF,et al. Short-term outcomes of the Australasian randomized clinical study comparing laparoscopic and conventional open surgical treatments for colon cancer:the ALCCaS trial. Ann Surg,2008,248(5):728-738

11. Tominaga T,Sakabe T,Koyama Y,et al. Prognostic factors for patients with colon or rectal carcinoma treated with resection only. Five-year follow-up report. Cancer,1996,78(3):403-408

12. Lacy AM,Delgado S,Castells A,et al. The long-term results of a randomized clinical trial of laparoscopy-assisted versus open surgery for colon cancer. Ann Surg,2008,248(1):1-7

13. Clinical Outcomes of Surgical Therapy Study Group. A comparison of laparoscopically assisted and open colectomy for colon cancer. N Engl J Med,2004,350(20):2050-2059

14. Jayne DG,Guillou PJ,Thorpe H,et al. Randomized trial of laparoscopic-assisted resection of colorectal carcinoma:3-year results of the UK MRC CLASICC Trial Group. J Clin Oncol,2007,25(21):3061-3068

15. Kuhry E,Schwenk W,Gaupset R,et al. Long-term outcome of laparoscopic surgery for colorectal cancer:a cochrane systematic review of randomised controlled trials. Cancer Treat Rev,2008,34(6):498-504

16. Jamali FR,Soweid AM,Dimassi H,et al. Evaluating the degree of difficulty of laparoscopic colorectal surgery. Arch Surg,2008,143(8):762-767

17. Ng SS,Leung KL,Lee JF,et al. Laparoscopic-assisted versus

open abdominoperineal resection for low rectal cancer：a prospective randomized trial. Ann Surg Oncol,2008,15(9):2418-2425

18. Bärlehner E,Benhidjeb T,Anders S,et al. Laparoscopic resection for rectal cancer：Outcomes in 194 patients and review of the literature. Surg Endosc,2005,19:757-766

19. Miyajima N,Fukunaga M,Hasegawa H,et al. Results of a multicenter study of 1,057 cases of rectal cancer treated by laparoscopic surgery. Surg Endosc,2009,23(1):113-118

20. Aziz O,Constantinides V,Tekkis PP,et al. Laparoscopic versus open surgery for rectal cancer：a mata-analysis. Ann Surg Oncol,2006,3:413-424

21. Laurent C,Leblanc F,Bretagnol F,et al. Long-term wound advantage of the laparoscopic approach in rectal cancer. British Journal of Surgery,2008,95:903-908

22. Ito M,Sugito M,Kobayashi A,et al. Influence of learning curve on short-term results after laparoscopic resection for rectal cancer. Surg Endosc,2009,23(2):403-408

23. Kehlet H. Fast-track colorectal surgery. Lancet,2008,371:791-793

24. Anderson C,Uman G,Pigazzi A. Oncologic outcomes of laparoscopic surgery for rectal cancer：A systematic review and meta-analysis of the literature. EJSO,2008,34:1135-1142

25. Liang Y,Li G,Chen P,et al. Laparoscopic versus open colorectal resection for cancer：A mata-analysis of results of randomized controlled trials on recurrence. EJSO,2008,34:1217-1224

26. Morino M,Allaix ME,Giraudo G,et al. Laparoscopic versus open surgery for extra-peritoneal rectal cancer：a prospective comparative study. Surg Endosc,2005,19(11):1460-1467

27. Lezoche E,Guerrieri M,De SA,et al. Long-term result of laparoscopic versus open colorectal resections for cancer in 235 patients with a minimum follow-up of 5 years. Surg Endosc,2006,20(4):546-553

28. Breukink SO,Piere JP,Grond AJ,et al. Laparoscopic versus open total mesorectal excision：a case-control study,Int J Colorectal Dis,2005,20(5):428-433

29. Jayne DG,Brown JM,Thorpe H,et al. Bladder and sexual function following resection for rectal cancer in a randomized clinical trial of laparoscopic versus open technique. Br J Surg,2005,92:1124-1132

30. Asoglu O,Matlim T,Karanlik H,Atar M,et al. Impact of laparoscopic surgery on bladder and sexual function after total mesorectal excision for rectal cancer. Surg Endosc,2009.23(2):296-303

31. Buunen M,Veldkamp R,Hop WC,et al. Survival after laparoscopic surgery versus open surgery for colon cancer：long-term outcome of a randomised clinical trial. Lancet Oncol,2009,10(1):44-52

32. Jayne DG,Guillou PJ,Thorpe H,et al. Randomized trial of laparoscopic-assisted resection of colorectal carcinoma：3-year results of the UK MRC CLASICC Trial Group. J Clin Oncol,2007,25(21):3061-3068

33. Ng SS,Leung KL,Lee JF,et al. Laparoscopic-assisted versus open abdominoperineal resection for low rectal cancer：a prospective randomized trial. Ann Surg Oncol, 2008,15(9):2418-2425

34. Braga M,Frasson M,Vignali A,et al. Laparoscopic resection in rectal cancer patients：outcome and cost-benefit analysis. Dis Colon Recturn,2007,50(4):464-471

35. Law WL,Lee YM,Choi HK,et al. Laparoscopic and open anterior resection for upper and mid rectal cancer：an evaluation of outcomes. Dis Colon Rectum,2006,49(18):1108-1115

36. Morino M,Allaix ME,Giraudo G,et al. Laparoscopic versus open surgery for extra-peritoneal rectal cancer：a prospective comparative study. Surg Endosc,2005,19(11):1460-1467

37. Bretagnol F,Lelong B,Laurent C,et al. The oncological safety of Laparoscopic total mesorectal excision with sphincter preservation for rectal carcinoma. Surg Endosc,2005,19(7):892-896